饮食健康一看就会

主　编　王普生

副主编　王丹旭　林　婕　陈伯赞

编　者　（以姓氏笔画为序）

王安妮　王叙煌　李新聪

吴　彬　张晓丽　陈　晨

陈　影　黄协时　董　乐

科学出版社

北　京

内 容 简 介

　　本书重点介绍中医学与健康饮食的理论，不同季节、性别、年龄健康饮食的特点与原则，适宜食品的种类、营养功效、参考食谱、饮食注意事项，并总结了健康饮食的宜忌、膳食、滋补品。作者结合自身经验与体会，探索饮食对健康的影响。

图书在版编目（CIP）数据

饮食健康一看就会/王普生主编 . —北京：科学出版社，2017. 1
ISBN 978-7-03-050932-1

Ⅰ. 饮… Ⅱ. 王… Ⅲ. 食物养生 Ⅳ. R247. 1

中国版本图书馆 CIP 数据核字（2016）第 297315 号

责任编辑：李　玫　杨卫华/责任校对：郑金红
责任印制：李　彤/封面设计：蔡丽丽

科 学 出 版 社 出版
北京东黄城根北街 16 号
邮政编码：100717
http://www.sciencep.com
北京厚诚则铭印刷科技有限公司 印刷
科学出版社发行　各地新华书店经销
*
2017 年 1 月第　一　版　开本：720×1000　1/16
2023 年 1 月第三次印刷　印张：7 1/4
字数：108 000
定价：28. 00 元
（如有印装质量问题，我社负责调换）

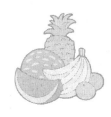

前　言

　　随着社会经济发展，人们越来越关注食品的质量与安全，不仅讲究吃得饱、吃得好，还要吃得健康。其实，我们的先人早就提出了"五谷宜为养，失豆则不良；五畜适为益，过则害非浅；五菜常为充，新鲜绿黄红；五果当为助，力求少而数"的膳食原则。既要保持食物来源的生物多样性，以谷类食物为主，也要多吃蔬菜、水果和薯类，每天要摄入足够的豆类及豆制品，鱼、禽、肉、蛋、奶等动物性食物要适量，如此才能有效提供人体所需的营养物质，提升机体各方面功能，确保健康与长寿。

　　另一方面，食物不仅能为机体提供营养，食用得当还可增强身体抵抗力，疗疾祛病。利用食物"药食同源，性味归味"的特性，用于某些病症的治疗或辅助治疗，调整人体阴阳使之趋于平衡，有助于疾病的治疗和身心康复，达到"有病治病，无病强身"的目的，且对人体基本无毒副作用。

　　因此，了解食品对健康的影响，探索食品营养健身、疗疾祛病的功能，促进人与自然的和谐，追求天人合一的境界，对改善我们的饮食习惯、提高生活质量、保障健康、延长寿命有重要意义。

　　本书编写过程参考借鉴了有关文献资料和互联网资讯，并得到有关方面专家学者的帮助和指导，在此一并表示感谢。因食品种类繁多，内容庞杂，无法穷尽，因此只能对生活中常见部分进行讨论，由于水平有限，不当之处难免，敬请读者批评指正。

王普生 教授

2016 年 10 月

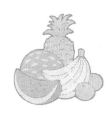

目　录

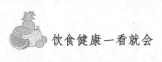

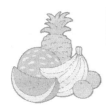

第1章

健康饮食的理论

随着人们生活水平不断提高，健康饮食越来越受到普遍关注。合理饮食不仅提供所需能量，还能促进身体健康；而不合理饮食常会导致营养失调，引发各种疾病。

古语有云："养生之道，莫先于食。"说明合理饮食可使人身体强壮，益寿延年。清代名医王孟英"颐气无玄妙，节其饮食而已"的说法更揭示了健康长寿的奥妙在于调整饮食。饮食是人类维持生命的基本条件，要使人活得健康愉快、充满活力和智慧，则不仅仅满足于吃饱肚子，还必须考虑饮食的合理调配，保证人体所摄入的各种营养素均衡，能满足人体的需要，并且能被人体充分吸收利用。

传统健康饮食观特别强调天人相应、调补阴阳和审因用膳，现代健康饮食观在此基础上强调全面膳食、合理搭配、饮食有节、注意饮食禁忌、饮食卫生等要求，这在营养保健学方面独具特色。

第一节　中医学与健康饮食的理论基础

一、阴阳学说与养生

阴阳，是对自然界相互关联的某些事物或现象对立双方属性的概括。中国养生学也运用这种方法分析人体的生理活动和病理改变，以指导人们养生抗病、防衰、延寿。

在古代医学和养生学中，是以阴阳的观点来说明人体的内外、表里、脏腑组织，如《素问·全匮真言论》中说："夫言人之阴阳，则外为阳，内为阴，言身之阴阳，则背为阳，腹为阴，言人身脏腑中阴阳，则脏者为阴，腑者为阳，肝、心、脾、肺、肾五脏皆为阴；胆、胃、大肠、小肠、膀胱、三焦六腑为阳。"

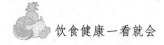

（一）阴阳的划分

人体是一个有机整体。组成人体所有脏腑经络的形体组织,既是有机联系的,又都可以根据其所在部位和功能特点划分为相互对立的阴阳两部分。

1. **按人体部位分阴阳** 上半身属阳,下半身属阴;体表属阳,体内属阴;体表的背部属阳,腹部属阴;四肢外侧为阳,内侧为阴。

2. **按脏腑分阴阳** 五脏藏精气而不泻,故为阴;六腑传化物而不藏,故为阳。由于阴阳之中复有阴阳,所以分属于阴阳的脏腑形体组织还可以再分阴阳。如五脏之中,心、肺居于上部属阳,肾、肝、脾位于下部属阴。每一脏之中又有阴阳之分,如心有心阴、心阳,肾有肾阴、肾阳等。

3. **经络也分阴阳** 经属阴、络属阳。而经脉之中又有阴经与阳经之分,络脉之中也有阴络与阳络之分。

4. **气血之间** 血为阴,气为阳。在气之中,营气在内为阴,卫气在外为阳等。

（二）阴阳与疾病

对于人体生理活动,无论是生命活动的整体还是各个部分都可以用阴阳来说明。以物质与功能关系为例:人体生理活动的基本规律可概括为阴精(物质)和阳气(功能)的矛盾运动。阴精是阳气的物质基础,阳气是阴精的外在表现。正是由于人体内阴阳二气的对立制约、互根互用和消长转化,维系着协调平衡的状态,人体各种生理功能才得以稳定发挥。

疾病的发生标志着这种协调平衡的破坏,故阴阳失调是疾病的基本病机之一。阴阳失调的主要表现形式是阴阳的偏盛和偏衰。

1. **阴阳偏盛** 阴阳偏盛即阳偏盛、阴偏盛,是阳或阴任何一方高于正常水平的病理状态。

（1）阳盛则热,阳盛则阴病:阳盛,是指阳邪侵犯人体,"邪并于阳"而使机体的阳绝对亢盛所致的一类病证。由于阳的特性是热,故说"阳盛则热"。如温热之邪侵犯人体,可出现高热、烦躁、面赤、脉数等"阳盛则热"的热证。由于阳能制约阴,故在阳盛时必然要消耗和制约机体的阴液,致使津液损伤,会出现口干唇燥、舌红少津等"阳盛伤阴"之证。"阳盛则热",是指阳邪的绝对亢盛,导致疾病的性质属热;"阳盛则阴病",是指阳盛致病的发展趋势,必然会损伤人体的阴液,而致"阳盛阴虚"之证。

（2）阴盛则寒，阴盛则阳病：阴盛，是指阴邪侵犯人体，"邪并于阴"而使机体的阴绝对亢盛所致的一类病证。由于阴的特性是寒，故说"阴盛则寒"。如寒邪直中太阴，可出现面白形寒，脘腹冷痛，泻下清稀，舌质淡苔白，脉沉迟或沉紧等"阴盛则寒"的寒证。由于阴能制约阳，故在阴盛时必然会损耗和制约机体的阳气，导致其虚衰，故说"阴盛则阳病"。阴阳偏盛所形成的病证是实证，阳偏盛导致实热证，阴偏盛导致实寒证。

2. **阴阳偏衰**　阴阳偏衰即阳虚、阴虚，是阳或阴任何一方低于正常水平的病理状态。

（1）阳虚则寒：阳虚，泛指人体阳气虚衰。根据阴阳相互制约的原理，阳虚不能制阴，则阴气相对偏盛而出现寒象。如机体阳气虚弱，可出现面色苍白、畏寒肢冷、神疲倦卧、自汗、脉微等"阳虚则寒"的虚寒证。

（2）阴虚则热：人体之阴气虚衰，不能制阳，则阳气相对偏充而出现热象。如久病耗阴或素体阴虚，可出现潮热、盗汗、五心烦热、口干舌燥、脉细数等"阴虚则热"的虚热证。

阴阳偏衰所导致的病证是虚证，阴虚出现虚热证，阳虚出现虚寒证。由于阴阳之间互根互用，所以阴阳偏衰到一定程度时，就会出现阴损及阳，阳损及阴的阴阳互损的情况，最终导致"阴阳两虚"。

（三）阴阳失调与治疗

由于疾病发生发展的根本原因是阴阳失调。因此，调整阴阳，补其不足，泻其有余，恢复阴阳的协调平衡，是治疗疾病的基本原则之一。故《素问·至真要大论》说："谨察阴阳所在而调之，以平为期。"

1. **阴阳偏盛的治疗原则**　阴阳偏盛形成的是实证，故总的治疗原则是"实则泻之"，即损其有余。分而言之，阳偏盛而导致的实热证，则用"热者寒之"的治疗方法；阴偏盛而导致的实寒证，则用"寒者热之"的治疗方法。若在阳盛或阴盛的同时，由于"阳胜则阴病"或"阴胜则阳病"而出现阴虚或阳虚时，则又当兼顾其不足，于"实者泻之"之中配以滋阴或助阳之品。

2. **阴阳偏衰的治疗原则**　阴阳偏衰出现的是虚证，故总的治疗原则是"虚则补之"，即补其不足。分而言之，阴偏衰产生的是"阴虚则热"的虚热证，治疗当滋阴制阳，用"壮水之主，以制阳光"的治法，《内经》称之为"阳病治阴"。阳偏衰产生的是"阳虚则寒"的虚寒证，治疗当扶阳抑阴，用"益火之源，以消阴

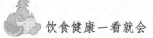

翳"的治法,《内经》称之为"阴病治阳"。

3. 阴阳互损的治疗原则　阴阳互损导致阴阳两虚,故应采用阴阳双补的治疗原则。对阳损及阴导致的以阳虚为主的阴阳两虚证,当补阳为主,兼以补阴;对阴损及阳导致的以阴虚为主的阴阳两虚证,当补阴为主,兼以补阳。

注重养生是保持身体健康无病的重要手段,而其最根本的原则就是要善于调整阴阳,即遵循自然界阴阳的变化规律来调理人体之阴阳,使人体中的阴阳与四时阴阳的变化相适应,以保持人与自然界的协调统一。依据"春夏养阳,秋冬养阴"的原则,对"能夏不能冬"的阳虚阴盛体质者,夏用温热之药预培其阳,则冬不易发病;对"能冬不能夏"的阴虚阳亢体质者,冬用凉润之品预养其阴,则夏不易发病。此即所谓"冬病夏治""夏病冬养"之法。

二、人体的阴虚和阳虚

(一)阴虚

主要是指人体体液亏损。阴虚体质的人表现出一派干燥不润的症象,比如消瘦,面色偏红,口干舌燥,喝水多而不止渴等症状都是因为体内阴液不足出现的燥象。

具有阴虚体质倾向的人大多表现为性格外向,动作敏捷,反应快。但自制力较差,有亢奋、喜动、多动、急躁、易怒等体质特点。

1. 主要症状　具有这类体质倾向的人大多平时畏热喜冷,耐寒力较强,并且容易被暑热阳邪损伤,皮肤易生疮疡,患病也容易发热,出现口干口渴,心烦气躁等阴虚火旺的症状。若出现这阴虚火旺的初期症状时调理不当,或仍旧恣意食用生痰上火或利水的饮食,都会加重体内阴液的耗伤。

2. 补阴类药物与食物　补阴类药食兼用植物有枸杞子。日常生活中常吃的食物黑芝麻、桑葚在药理学中也归于补阴药。其他常见的沙参、玉竹、百合、黄精、女贞子、龟甲、鳖甲等也都是补阴类的中药。另外,银耳、海参、猪皮也具有很好的滋阴效果,尤其在秋季气候干燥时节,多吃这类食物能防止体内阴液耗伤,增强对外界燥邪的抵抗能力。

3. 阴虚体质的注意事项　阴虚体质的人本身容易上火生燥,所以不宜吃温燥、辛辣、浓香发散的食物,例如红参、鹿茸、桂圆、核桃、辣椒、花椒、胡椒、八角、咖啡、狗肉、羊肉、油炸或煎炒食物等。

导致体质阴虚的原因,除与先天禀赋不足和某些外邪导致的热病或慢性消耗性疾病外,与食用利尿作用的食物也有直接的关系。如红小豆、薏苡仁、冬瓜皮等都具有利水消肿的作用,所以阴虚体质的人不宜吃。

(二)阳虚

是指机体阳气虚损,其温煦肢体、脏腑的作用减弱,使全身功能衰退,代谢活动减弱的病理状态。多由于先天禀赋不足、后天营养失调、劳倦内伤、久病损伤阳气所致。

1. 阳虚常见症状

(1)畏寒怕冷,四肢不温,这是阳虚最主要的症状。阳气犹如自然界的太阳,阳气不足,则内环境就会处于一种"寒冷"状态。

(2)完谷不化,指的是大便中夹杂未消化食物。

(3)精神不振,阳气不足,细胞的生命活动衰退,所以表现为萎靡懒动。

(4)舌淡而胖,或有齿痕,阳气衰微,对水液蒸腾消耗不足,则多余水分蓄积体内,导致舌体胖大。舌体胖大,受牙齿挤压而出现齿痕。

(5)脉象沉细,阳气不足,不能鼓动脉管,所以脉象沉细无力。

2. 阳虚体质的发病趋势

(1)阳虚体质易受寒冷、潮湿伤害,引起关节、肌肉等组织的疾病。

(2)免疫功能低下,容易感冒,或发生其他疾病,病情反复不愈。

(3)阳虚体质消化功能减退,易导致慢性腹泻、消化不良、营养缺乏、贫血或水肿等;生殖系统功能减退,易导致不孕、不育。

3. 阳虚体质的食物调养　阳虚体质应当重点补阳气。下列食物适宜阳虚体质的调养。例如鹿肉、羊肉、狗肉、牛肉、鱼鳔、辣椒、韭菜、大蒜、生姜、糯米、黑米、薏苡仁、桂圆、大枣、栗子、银杏、胡桃、荔枝、菠萝、桃、黑砂糖、桂皮、胡椒等。

4. 饮食宜忌原则

(1)阳虚体质宜吃性属温热的食物、具有温阳散寒作用的食品;宜温补忌清补;宜食热量较高而富有营养的食品;忌吃性寒生冷之物如各种冷饮,各种生冷瓜果等。

(2)治疗阴虚、阳虚时,除了考虑各脏腑的状况之外,培补肾之阴阳是治疗的根本原则。阴虚者以滋补肾阴为主,方选六味地黄丸、左归丸、知柏地黄丸

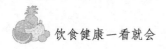

等。阳虚者温补肾阳,方选金匮肾气丸、右归丸等。

三、水谷精微与气、血、精、津、液

饮食进入人体,经过胃纳脾运的消化吸收后,转变成水谷精微,泛指各种饮食所提供的精微物质,是饮食营养的主要来源。水谷精微进一步化生为气、血、精、津、液等营养物质,对人体进行滋养,使生命活动得以延续。

四、饮食养生与食物的性和味

中医营养学认为食物也有"四性"和"五味"。四性五味理论,不仅是用药治疗的依据,也是饮食养生和饮食治疗的重要依据。

(一)四性

四性即寒、热、温、凉四种不同的性质,其中寒与凉、热与温有其共性,只是程度上的不同,温次于热,凉次于寒。寒、热、温、凉四性,是与病性的寒、热相对而言的。温热性质食物多有温经、助阳、活血、通络、散寒、补虚等作用,适合寒证等选用,如生姜、韭菜、辣椒、羊肉、狗肉;寒凉性质食物多有滋阴、清热、泻火、凉血、解毒作用,适合热证等选用,如西瓜、白菜、冬瓜、萝卜、苦瓜、丝瓜、梨、绿豆等。

(二)五味

指酸、苦、甘、辛、咸五种不同的味道。中医学认为五味入于胃,分走五脏,以对五脏进行滋养,使其功能正常发挥,如《灵枢·五味》说:"五味各走其所喜,谷味酸,先走肝。谷味苦,先走心。谷味甘,先走脾。谷味辛,先走肺。谷味咸,先走肾。"

五、不同体质的饮食调养方式

体质可分为平和质、气虚质、阳虚质、阴虚质、痰湿质、湿热质、血瘀质、气郁质和特禀质九类。除平和质被视为健康表现外,其余八种体质都可发展为亚健康乃至疾病状态。

(一)平和质

1. **常见表现** 面色、肤色润泽,头发稠密有光泽,目光有神。鼻色明润,嗅觉通利,唇色红润,无口气。不容易疲劳,精力充沛。对寒热均有较好的耐受力,睡眠良好,胃口好。大小便正常。观察舌色淡红,舌苔薄白,脉和而有神。

2. 发病倾向　平时患病少。

3. 调养方式　吃得不要过饱,也不能过饥,不吃冷也不吃得过热。多吃五谷杂粮、蔬菜瓜果,少食过于油腻及辛辣之物。运动上,年轻人可选择跑步、打球,老年人则适当散步、打太极拳。

(二)气虚质

1. 常见表现　语音低怯、气短懒言,肢体容易疲乏,精神不振,容易出汗。舌色淡红,舌体显胖大,舌边缘有齿印痕,脉象虚缓,容易头晕、健忘。

2. 发病倾向　平素体质虚弱,容易感冒。

3. 调养方式　多吃具有益气健脾的食物,如黄豆、白扁豆、香菇、大枣、桂圆、蜂蜜等。以柔缓运动,如散步、打太极拳等为主,平时可按摩足三里穴。常自汗、感冒者可服玉屏风散预防。

(三)阳虚质

1. 常见表现　平时畏冷,手足"热力不足",喜热饮食,精神不振,睡眠偏多。舌色偏淡,略显胖大,边缘有齿印痕,舌苔湿润。脉象沉迟微弱。

2. 发病倾向　发病多为寒证,易出现痰饮、肿胀、腹泻等。

3. 调养方式　可多吃甘温益气的食物,比如葱、姜、蒜、花椒等。少食生冷寒凉食物如黄瓜、藕、梨、西瓜等。自行按摩气海、足三里、涌泉等穴位,或经常灸足三里、关元。可服金匮肾气丸。

(四)阴虚质

1. 常见表现　手足心热、平时容易燥热,咽喉干涩,口渴爱喝冷饮。大便干燥,舌色红,口水偏少,舌苔偏少。

2. 发病倾向　容易出现阴亏燥热的病变,或者病后表现为阴亏。

3. 调养方式　多吃甘凉滋润的食物,如绿豆、冬瓜、芝麻、百合等。少食性温燥烈的食物。中午保持一定的午休时间。避免熬夜、剧烈运动,锻炼时要控制出汗量,及时补充水分。可酌情服用六味地黄丸、杞菊地黄丸。

(五)痰湿质

1. 常见表现　面部皮肤油脂较多,容易生粉刺、疮疖,汗液多且黏,容易胸闷,痰多。平时比较爱吃甜食和肥腻食物。大便正常或者略稀烂,小便量不多或者颜色稍微有些浑浊。脉象滑。

2. 发病倾向　比较容易发展为"消渴"(糖尿病)、中风、胸痹。

3. 调养方式　饮食清淡,多食葱、蒜、海藻、海带、冬瓜、萝卜、金橘、芥末等食物,少食肥肉及甜、黏、油腻食物。可服用化痰祛湿方。

(六)湿热质

1. 常见表现　平时面部常有油光,容易生痤疮、粉刺。舌色偏红,舌苔黄腻,容易口苦口干,身体感沉重容易疲倦。

2. 发病倾向　易患痤疮、火疖,常长疙瘩,也比较容易患黄疸、火热等症。

3. 调养方式　饮食清淡,多吃甘寒、甘平的食物如绿豆、空心菜、苋菜、芹菜、黄瓜、冬瓜、藕、西瓜等。少食辛温助热的食物。戒除烟酒。不要熬夜、过于劳累。适合中长跑、游泳、爬山、各种球类、武术等运动。日常可服六一散、清胃散、甘露消毒丹。

(七)血瘀质

1. 常见表现　面色灰暗,皮肤偏暗有色素沉着,容易出现瘀斑和疼痛。唇色暗淡或发绀。舌色暗且有点、片状瘀斑,舌下静脉曲张,脉象细涩。

2. 发病倾向　容易患出血、中风、胸痹等疾病。

3. 调养方式　可多食黑豆、海带、紫菜、萝卜、胡萝卜、山楂、醋、绿茶等具有活血、散结、行气、疏肝解郁作用的食物,少食肥猪肉等,并保持足够的睡眠。可服用桂枝茯苓丸等。

(八)气郁质

1. 常见表现　性格内向,抑郁脆弱,敏感多疑,对精神刺激的适应能力较差,平时苦着脸。睡眠较差,食欲缺乏,健忘,痰多,大便多发干,小便正常。舌色淡红,舌苔薄而白,脉象弦细。

2. 发病倾向　容易抑郁、不寐(失眠)、惊恐等。

3. 调养方式　多吃小麦、葱、蒜、海带、海藻、萝卜、金橘、山楂等具有行气、解郁、消食、醒神的食物。睡前避免饮茶、咖啡等提神醒脑的饮料。可以服用逍遥散、舒肝和胃丸、开胸顺气丸、柴胡疏肝散、越鞠丸调节。

(九)特禀质

1. 常见表现　遗传性疾病有垂直遗传、家族共同特征等,胎传性疾病为母体影响胎儿个体生长发育及相关疾病特征。

2. 发病倾向　过敏体质者容易药物过敏、患花粉症,遗传性疾病如血友病、唐氏综合征等。

3. 调养方式　饮食清淡、均衡,粗细搭配适当,荤素配伍合理。少食荞麦、蚕豆、白扁豆、牛肉、鹅肉、茄子、浓茶等辛辣之品、腥膻发物及含致敏物质的食物。可服玉屏风散、消风散、过敏煎等。

现实生活中的人是两种甚至三种体质的综合体,真正单一体质的人较少。因此在调养过程中很难做到一步到位,不同体质的饮食调养方式应在调养过程中结合自己的身体状况进行选择。

第二节　中医学对食品的分类

传统饮食养生学侧重于根据食物的"性味归经"来调节人体阴阳,滋养五脏六腑和预防疾病。食物也根据其"性味归经"而分为不同的类型。

一、食物按其"性"分类

(一)热性食物

如芥子、鳟鱼、肉桂、辣椒、花椒等。

(二)温性食物

如糯米、高粱米、栗子、大枣、核桃仁、杏仁、韭菜、香菜、南瓜、生姜、葱、大蒜、桂圆、荔枝、木瓜、樱桃、鳝鱼、鳙鱼、鲢鱼、虾、海参、鹅蛋、鸡肉、羊肉、狗肉等。

(三)平性食物

如大米、玉米、花生米、黄豆、蚕豆、赤小豆、大头菜、圆白菜、胡萝卜、洋葱、李子、无花果、葡萄、黄鱼、鲳鱼、泥鳅、鸡蛋、牛奶、牛肉、猪肉、鹅肉、鸭肉等。

(四)凉性食物

如小米、薏苡仁、绿豆、豆腐、菱角、蘑菇、菠菜、苋菜、芹菜、橘子、香橙、苹果、梨、鸭蛋等。

(五)寒性食物

如苦瓜、番茄、黄瓜、蕨菜、竹笋、茭白、莲藕、桑葚、西瓜、甜瓜、紫菜、海带、蛏肉、田螺等。

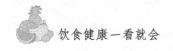

二、食物按其"味"分类

1. 甘味食物　米面杂粮、蔬菜、干鲜水果、鸡鸭鱼肉类等。
2. 酸味食物　番茄、山楂、葡萄、杏、柠檬、香橙等。
3. 辛味食物　生姜、大葱、洋葱、辣椒、韭菜等。
4. 咸味食物　海产品、猪肉、狗肉、猪内脏等。
5. 苦味食物　苦瓜、苦菜等。

正常饮食应以甘味食品为主,兼以其他四味调和口感。气候寒冷或外感风寒时,可适当增加辛热食物的食用,以祛寒解表。气候炎热或患有热性病时,可适当增加一些苦味或寒性食物,以清热降火。饮食中略佐以酸苦味,可开胃消食。饮食中酌加咸味食品有补肾益精的功效。

所谓食物的"归经",是指不同的食物分别对机体五脏六腑产生不同的滋养和治疗作用。例如,传统养生学认为小麦、绿豆、赤小豆、西瓜、莲子、龙眼肉等归于心经,有养心安神的功效。小米、大米、黄豆、薏苡仁等归于脾经,有健脾益胃的功效。番茄、樱桃、油菜、香椿等归肝经,有疏肝理气的功效。

白萝卜、生姜、大葱等归肺经,有益肺解表的功效。禽蛋、肉类、桑葚、黑芝麻、枸杞子等归肾经,有补肾益精的功效。

三、其他分类

传统养生学还将用于补养的食物分为以下四大类。

(一)补气类食物

糯米、大麦、小麦、莜麦、黄豆、白扁豆、豌豆、山药、胡萝卜、香菇、鸡肉、牛肉、兔肉、青鱼、鲢鱼等。

(二)补血类食物

胡萝卜、龙眼肉、荔枝肉、桑葚、血豆腐、动物肝脏、动物肉类、海参、平鱼等。

(三)补阳类食物

韭菜、刀豆、豇豆、核桃仁、羊肉、狗肉、鹿肉、动物肾脏、鸽蛋、鳝鱼、海虾、淡菜等。

(四)滋阴类食物

白菜、黑芝麻、银耳、黑木耳、百合、牛奶、猪肉、甲鱼、乌贼鱼等。

四、分清五味　饮食更健康

人们在日常生活中离不开饮食中的五味——甜、酸、苦、辣、咸。调配得科学合理,不仅增加营养,而且对人体健康大有裨益。

(一)甜味

甜味入脾,甜食具有补养气血、补充热量、解除肌肉疲劳、调和脾胃、缓解疼痛、解除毒素等作用。但是过食甜腻之食品则会壅塞、泄气,不仅使血糖升高、胆固醇增加,还会引起身体缺钙及维生素 B_1 不足。

(二)酸味

酸味入肝,适当吃些酸味食品可促进食欲,有健脾开胃之功,还有增强肝脏功能的作用,并能提高钙、磷等元素的吸收。醋酸具有消毒之功效,但过量服食可引起胃肠道痉挛及消化功能紊乱,故脾胃有病者宜少食。

(三)苦味

苦入其心,具有解除燥湿、清热解毒、泻火通便、益肾利尿以及健胃等作用。苦味对人体虽有多种益处,但多食会引起腹泻、消化不良等症。

(四)辣味

辣入肺,可发散、行气、活血,辣味能刺激胃肠蠕动,增加消化液的分泌,还能促进血液循环和机体代谢,可祛风散寒、解表止痛。但食之过量会刺激胃黏膜,并可使肺气过盛。故患有痔疮、肛裂、消化道溃疡、便秘及神经衰弱的患者不宜。

(五)咸味

咸入肾,能软生散结,也能润下,适用于结核、便秘的人。咸味还可调节细胞间的渗透平衡及正常的水盐代谢,是人体不可缺少的。

第三节　中医学的健康饮食方法

一、补养方法

传统饮食养生的补益方法主要有平补法、清补法、温补法和峻补法四种,其本质是根据食物的温、凉、寒、热、平的性质适当选用不同的食品。

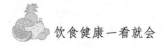

(一)平补法

是指应用性质平和的食物进行补益的方法,较适用于普通人群中身体偏虚的人群。此法多采用大多数谷类、豆类、大多数的蔬菜水果及禽蛋、肉、乳等食物,一年四季均可食用。

(二)清补法

是指应用性质偏凉或具有泻实作用的食物进行补益的方法,较适用于偏于实热体质的人群,或在夏秋季采用。多为小米、萝卜、冬瓜、西瓜、梨等偏于寒凉的食物,有清热通便、促进胃肠蠕动、增强吸收功能、泻中求补、祛实补虚等作用。

(三)温补法

是指应用温热性食物进行补益的方法,较适用于因阳气虚弱且有畏寒肢冷、神疲乏力等症状的人群,宜在冬春季采用。羊肉、狗肉、河虾、海虾、大枣、龙眼肉等偏温的食物具有温补肾阳,御寒增暖,增强性功能等作用,都是温补法可以选取的食物。

(四)峻补法

是指应用补益作用较强,显效较快的食物进行补益的方法,较适用于体虚而需要尽快进补的人群,但应注意体质、季节、病情等条件。峻补法常常选用的食物有羊肉、狗肉、鹿肉、动物肾脏、甲鱼、龟肉、鳟鱼、黄花鱼、巴鱼等。

二、健康饮食的基本原则

(一)天人相应原则

是指人体的饮食应与自己所处的自然环境相适应。例如,生活在潮湿环境中的人群应该适量地多吃一些辛辣食物以驱除寒湿。一年四季不同时期的饮食也要与当时的气候条件相适应,例如,夏季天气炎热,应多选用寒凉食物以消暑解热,主食多吃小米、大麦类食品,多喝些绿豆汤,多吃些水果、西瓜等寒凉食物,不宜食用辣椒、肉桂等辛热食品,还要适当限制温性的肉类摄入以免助阳动火。冬季天气寒冷,应多选用温热食物以增温祛寒,如在红焖羊肉、狗肉等温性食物中,再加些辣椒、花椒、肉桂等辛热之品,以增加温热的功效。

(二)调补阴阳原则

是指通过合理饮食的方法来调节人体阴阳的平衡。传统养生学认为,人体在正常情况下应该保持在阴阳平衡,如果机体失去阴阳的平衡就会发生疾病。

(三)审因用膳原则

是指根据个人的机体情况来合理地调配膳食。在保证全面营养的前提下,还应根据每个人的不同情况适当地调配饮食结构。如体质健壮者,应该多吃清淡饮食,不宜过多食用荤厚难消化及辛辣之品。体质虚弱者,应该适量多吃些禽蛋、肉、乳类补虚作用较佳的食品,少食用寒凉的蔬菜水果等。因阳虚而有畏寒肢冷、神疲乏力等症状者,应多吃一些羊肉、狗肉、虾类等温热壮阳食品,而忌用田螺、蟹肉等寒凉之品。阴虚而有五心(手掌心、脚心及胸口)烦热,口燥咽干等症状者,应多吃一些蔬菜水果及乳类制品,饮食应以清淡为主,而忌用辛辣生热及温热之品。

(四)全面膳食原则

现代营养学认为人体所需要的各种营养素主要包括蛋白质、脂肪、糖类、维生素、矿物质、水和纤维素七大类物质。这几大类营养素分别存在于不同种类的食物中,如粮食类食物主要含有丰富的糖类;蔬菜、水果中含有大量的维生素、矿物质和纤维素;鱼、肉、奶、蛋类则是蛋白质的良好来源。为了保持身体健康,必须采用平衡膳食,全面膳食。

(五)合理搭配原则

1. 食不厌杂。目的是通过食物多样化的途径,实现营养全面性的目标。日常生活中要注意做到荤素搭配、主食与副食搭配、干稀饮食搭配、粗细互补。

2. 食物的搭配要注意营养互补的作用,弥补某些营养缺陷或消除某些损害。

3. 食物搭配要注意避免食物间相克与不宜,做到安全无毒。

4. 力求搭配的食物具有共同性能,增强营养保健作用。

(六)饮食有节原则

饮食有节是指每天进食宜定时、定量,不偏食、不挑食。主要有两层含义:进食的量,进食的时间。

1. 定量　强调饮食要有限度,保持不饱不饥,尤其是不暴饮暴食。饮食有节,食量有度是保证身体健康的重要条件。

2. 定时　我国传统的进食方法是一日三餐,研究证明,早、中、晚这三个时间段人体的消化功能特别活跃。按照相对固定的时间,有规律地进食可以保证消化、吸收功能有节奏地进行活动,脾胃协调配合,肠胃虚实交替,有张有弛,食物则可有条不紊地被消化、吸收和利用。

3. 三餐合理搭配 在一日三餐中,历来主张"早餐好,午餐饱,晚饭少"。当然,一些夜生活丰富者,晚餐不仅要好,还要加夜宵。

(七)饮食禁忌原则

1. 饮食禁忌 不相宜食品则禁之,谓之食禁或食忌,俗称"禁口"或叫"忌口",主要包括患病期间饮食禁忌、服药期间饮食禁忌、孕期和产后饮食禁忌。

2. 忌食"发物" 食物之所以能防止疾病,是由于它本身特有的性味所决定的,这就是食物的"食性"。对某些特殊体质的人或患者,食性会诱发旧病,或加重已发疾病,或削弱药力,这是食物的"发性",即所谓的"发物"。发物可分为以下六类。

(1)动火发物:能助热动火、伤精劫液,如烟、酒、葱、蒜、韭菜、油炸物等。发热口渴、大便秘结的人不宜食用,高血压者应忌口。

(2)动风发物:多有升发、散气、火热之性,能使人邪毒走窜,如茄子、木耳、猪头肉、鸡蛋等。有荨麻疹、湿疹、中风等疾病者不宜吃。

(3)助湿发物:多具有黏滞、肥甘滋腻之性,如糯米、醪糟、酒、大枣、肥肉、面食等。患湿热病、黄疸、痢疾等病者忌食。

(4)积冷发物:多具寒冷润利之性,能伤阳生寒,影响脏腑运化,如冬瓜、四季豆、莴笋、柿子等。

(5)动血发物:多有活血散血之性,能动血伤络,破血外溢,如羊肉、菠菜、烧酒等。月经过多、皮下出血、尿血等人忌食。

(6)滞气发物:如大豆、芡实、芋头、薯类等。这些食物多具滞涩阻气、坚硬难化之性,积食、诸痛者不宜食用。

(八)饮食卫生原则

饮食卫生讲的是食物应以熟食为主,食物要保证新鲜、清洁,不吃有毒、有害、腐败变质食品。食品存放要注意生熟分开,做好防蝇、防蟑螂、防鼠工作,落实餐具消毒措施,防止化学性、生物性污染,预防疾病。

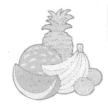

第2章

春季健康饮食

春天万物复苏,阳气升发,人体之阳气亦随之升发,此时应养阳,在饮食上要选择一些能助阳升发的食品,如葱、荽、豉等可以使聚集一冬的内热散发出来;夏天人体代谢增强,心旺肾衰,阳气在外,阴气内伏,阳气盛而阴气弱。天气炎热,热能伤气;天热大量出汗,导致了许多营养素从汗液流失,汗出伤津致使气阴不足,所以饮食一般以温暖为宜,以助养阴气,如西红柿、西瓜,偏苦的苦瓜、粥类等。

第一节 春季健康饮食的特点与原则

一、特 点

春季养生最重要的方法就是要遵循大自然的变化,主食中选择高热量的食物,保证充足的优质蛋白质,保证充足的维生素。通过食物来补充体内所需要的营养,最终达到阴阳平衡的目的。

(一)养阳

根据春天人体阳气升发的特点,可选择平补和清补饮食,如选用温性食物进补。平补的饮食适合于正常人和体弱的人,如荞麦、薏苡仁、豆浆、绿豆及苹果、芝麻、核桃等。清补的饮食是指用食性偏凉的食物熬煮的饮食,如梨、藕、荸荠、百合等。

(二)养阴

阴虚者及胃十二指肠溃疡病多在春天发作,饮食上可采用蜂蜜疗法。阴虚内热体质者,可选大米粥、赤豆粥、莲心粥、青菜泥等食物,切勿食用大甜大腻、油炸多脂、生冷粗糙食物。

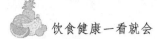

(三)养气

春季阳气升发,人体之阳气亦随之而升发。为扶助阳气,在饮食上应该注意,可常食用葱、荽、豉、枣、芪等,还要多吃具有祛痰健脾、补肾养肺的食物,有助于减轻症状。

(四)养脑

春天,肝阳上亢的人易头痛、眩晕。其饮食防治方法是每天吃香蕉或橘子250～500克。

(五)养肝

春天在五行中属木,而人体的五脏之中肝也属木性,因而春气通肝。春天肝气旺盛而升发,中医学认为春天是肝旺之时。春季养肝应该多吃凉性食品。春季养生又为注重精神调理,保持心胸开阔、情绪乐观,以使肝气顺达、气血调畅,达到防病保健康之目的。

(六)养脾

"春日宜省酸增甘,以养脾气"。这是因为春季为肝气旺之时,肝气旺会影响到脾,所以春季易出现脾胃虚弱之症,春季饮食调养宜选辛、甘温之品,忌酸涩。

(七)养胃

饮食上应避免摄取含肌酸、嘌呤碱等物质丰富的猪肉汤、鸡汤、鱼汤、牛肉汤及菠菜、豆类、动物内脏和刺激性调味品,饮食宜清淡。

(八)养肾

春天气候舒爽,是肾功能不佳患者养肾与调理的好时机,此时服用强肾配方与固肾药膳,对肾功能损害初期的疗效较高。患者要注意春季生活调理,饮食以清淡甘味为主。

(九)养"热"

早春时节气候较冷,寒冷刺激甲状腺,使甲状腺分泌的甲状腺激素增加,人体新陈代谢加强,消耗热量使人体耐力和抵抗力减弱。所以早春期间的饮食构成应以高热量为主。除谷类制品外,还可选用糯米制品及黄豆、芝麻粉、花生、核桃等食物,及时补充能量。

二、原　则

(一)多主少副

即多吃主食,少吃副食。此外,春季应注重调养脾胃,米饭与大鱼大肉相比,要容易消化得多,能很好地保护肠胃。

(二)多菜少果

即多吃蔬菜,少吃水果。春季以养肝为主,蔬菜含有丰富的维生素、纤维素和矿物质,有疏通血管和肠道的特殊功能,蔬菜能帮助肝脏尽快实现蛋白质、糖类、脂肪代谢。

(三)多奶少肉

即多喝奶类,少吃肉类。春季是万物复苏、阳气升发的季节。牛奶是全营养食品,春天多喝奶能满足人体生长、健康等多方面的需求,是各类人群春季养生的首选佳品。

(四)多水少油

季节更替带来多风、干燥的气候,加剧了身体水分的流失。头痛、便秘、体重增加等症状都是因春燥上火所致。最简单的排毒方法就是多喝水。每天清晨起来,喝点蜂蜜水,将有助于清洗肠道,排毒祛火。

(五)多彩少单

即多吃五颜六色的食物,少吃多彩和口味单调的食物。在人体中,五脏各有所爱,如心爱红、苦;肝爱绿、酸;肾爱黑、咸;肺爱辣、白;脾爱黄、甜。

(六)多禽少畜

与猪、牛、羊等畜肉比较,禽肉虽同属动物性脂肪,但所含脂肪的结构却不相同。畜肉脂肪中饱和脂肪酸多,胆固醇也高,而鹅、鸭、鸡等禽肉不仅脂肪较少(仅为前者的 1/4 ~ 1/3),而且所含脂肪的结构更接近于橄榄油,故有保护心脏的作用。

第二节　春季食品与食谱

一、常见春季食品

(一)莲藕

天气干燥,吃些藕,能起到养阴清热、润燥止渴、清心安神的作用。同时,莲藕性温,有收缩血管的功能,多吃可以补肺养血。

鲜藕除了含有大量的糖类外,蛋白质和各种维生素及矿物质的含量也很丰富,还含有丰富的膳食纤维,对治疗便秘、促使有害物质排出十分有益。

1. **最佳吃法** 七孔藕淀粉含量较高,水分少,糯而不脆,适宜做汤;九孔藕水分含量高,脆嫩、汁多,凉拌或清炒最为合适。

2. **最好搭配** 黑白木耳。搭配银耳可以滋补肺阴,搭配黑木耳则可以滋补肾阴。

(二)花生

花生中含蛋白质高达26%左右,相当于小麦的两倍,且容易被人体吸收利用;含脂肪达40%,其中不饱和脂肪酸占80%以上。花生的营养价值比粮食高,可与鸡蛋、牛奶、肉类等一些动物性食物媲美。

花生可以醒脾和胃、润肺化痰、滋养调气、清咽止咳。主治营养不良、食少体弱、燥咳少痰、咯血、皮肤紫斑、产妇乳少及大便燥结等病症。

1. **最佳吃法** 新鲜花生最好连壳煮着吃,煮熟后的花生不仅容易消化吸收,而且可以充分利用花生壳和内层红衣的医疗保健作用。

花生红衣能抑制纤维蛋白的溶解,促进血小板新生,加强毛细血管的收缩功能,可治疗血小板减少和防治出血性疾病。

花生壳有降低血压、调整胆固醇的作用。

2. **最好搭配** 大枣。搭配大枣能补脾益血、止血。对脾虚血少、贫血有一定疗效,对女性尤为有益。

(三)菠菜

菠菜是一年四季都有的蔬菜,但以春季为佳。"春菠"根红叶绿,鲜嫩异常,最为可口。春季上市的菠菜,对解毒、防春燥颇有益处。因菠菜含草酸较多,有碍钙和铁的吸收,吃菠菜时宜先用沸水烫软,捞出再炒。

(四)春芽

春日食春芽。中医经典著作《黄帝内经》说要"食岁谷",就是要吃时令食物。春天里所有的植物都生发出鲜绿的嫩芽,可以食用的春芽有很多,如香椿、豆芽、蒜苗、豆苗、莴苣等。

(五)韭菜

春天气候冷暖不一,需要保养阳气。而韭菜最宜人体阳气。韭菜含有挥发油、蛋白质、脂肪和多种维生素等营养成分,有健胃、提神、强肾等功效。春韭为韭菜中的佼佼者,味道尤为鲜美。春韭吃法多样,既可佐肉、蛋、虾、墨鱼等,又可做蒸包、水饺的馅料。炒绿豆芽或豆腐干时加些春韭,格外芳香可口。胃不好的人宜少吃。

(六)芥菜

芥菜含有维生素 A、B 族维生素,维生素 C、维生素 D 的含量也很丰富。其具体功效是提神醒脑。芥菜含有大量的抗坏血酸,是活性很强的还原物质,参与机体重要的氧化还原过程,能增加大脑中氧含量,激发大脑对氧的利用,有提神醒脑、解除疲劳的作用。

(七)油菜

油菜中含多种营养素,所含的维生素 C 比大白菜高 1 倍多,能活血化瘀,解毒消肿,宽肠通便功效,强身健体。主治游风丹毒、手足疖肿、乳痈、习惯性便秘、老年人缺钙等病症。

(八)春笋

被誉为"素食第一品"的春笋作为美味佳肴,自古以来备受人们喜爱。春笋笋体肥厚,美味爽口,营养丰富,可荤可素。做法不同,风味也各异,炒、炖、煮、煨皆成佳肴。地方名菜春笋均占一席之地,如上海的"枸杞春笋",南京的"春笋白拌鸡",浙江的"南肉春笋"。

(九)白萝卜

白萝卜有很高的食用和药用价值。萝卜生食味辛性寒,熟食味甘性微凉,最重要的功效是益胃、顺气、消食。从营养学来看,萝卜营养丰富,常食能增进机体的免疫能力,甚至对癌细胞的生长也有抑制作用,因此近年来被列入"抗癌食谱"。

初春时节,乍暖还寒,体质虚弱之人,容易感染寒邪而引发感冒。这时可以用萝卜煲水当茶喝,可防治感冒。

二、参考食谱

(一)季节食谱

1. 炒双菇

原料:水发香菇、鲜蘑菇各等量,植物油、酱油、白糖、水淀粉、味精、食盐、黄酒、姜末、鲜汤、麻油各适量。

做法:香菇、鲜蘑菇洗净切片;炒锅烧热入油,下双菇煸炒后,放姜、酱油、糖、黄酒继续煸炒,使之入味,加入水烧滚;放味精、食盐,用水淀粉勾芡,淋上麻

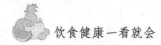

油,装盘即可。

功效:补益肠胃,化痰散寒。

2. 菜心炒虾皮

原料:白菜心、虾皮。

配料:蒜蓉、油。

做法:白菜心洗净切成段,虾皮3汤匙用水略冲洗。炒锅上火,放油烧热,加入虾皮、适量蒜蓉、白菜心炒匀,炒至菜熟,不需调味即可上桌。

功效:此菜有开胃、润肺的功效,其丰富的钙、磷、蛋白质及维生素对体弱乏力、腰酸足软有一定的疗效。秋冬、初春食用最佳。

3. 枸杞春笋肉丝

原料:春笋,瘦肉丝。

辅料:枸杞子。

配料:白糖、酱油、盐、味精、料酒、麻油等。

做法:将猪瘦肉洗净切成丝;春笋切成同样的丝,炒锅上火,放花生油烧热,将肉丝、笋丝同时下锅炒散,下料酒、白糖、酱油、食盐、味精翻炒搅匀,投入枸杞子再翻炒几下,微沸淋入麻油即成。

功效:此菜适用于肾虚目眩、视觉模糊、体弱乏力等症,冬春两季食用最佳。

(二)养肝护肝食谱

1. 燕麦粥 燕麦片30克,荞麦30克,白果仁5枚,共煮成粥,少加白糖,分2次服。

燕麦、荞麦的营养价值优于大米、小麦,尤其氨基酸含量丰富。例如赖氨酸的含量相当于小麦、大米的2倍以上;其中有种特殊的可溶性纤维,能降低胆固醇。白果仁补脾平肝,有利于脂肪肝的恢复。

2. 红花橘皮饮 红花10克,山楂50克,陈皮12克。将上述3味加水煎煮取汁,分2~3次服。

红花具有活血化瘀作用,山楂化滞消脂,陈皮化痰行气。该方对脂肪肝有降脂护肝作用。

3. 茵陈粳米粥 茵陈30~60克,粳米50~100克,白糖适量。先将茵陈洗净,煎汁,去渣,放入粳米后,加水适量,煮粥欲熟时,加入适量白糖稍煮1~2分钟即可。每日服2~3次,7~10日为1个疗程。

该方具有清利湿热、退黄疸功效,适用于急性传染性黄疸型肝炎。

(三)春季止咳食谱

1. 银耳橘羹　取水发银耳 100 克,罐头糖水橘 200 克,白糖适量。先将银耳去蒂洗净,加水适量,用文火煮透。改用大火炖烧时,加入白糖和清水,待银耳转软时加入罐头橘瓣,稍煮,当点心食用。具有补气益肾、止咳化痰的功效。

适用于肺热咳嗽,肺燥干咳,痰中带血等。

2. 苹果羹　取苹果 1 个,雪梨 1 个,陈皮 3 克,白糖 30 克,淀粉适量。先将苹果、梨去皮核,切成丁,陈皮洗净切碎,一同放入锅内,加水适量,煮熟至烂,加入白糖,再用湿淀粉勾薄芡,佐餐食用。

具有补中益气、清热化痰的功效。适用于咳嗽有痰。

3. 百合鸡蛋汤　百合 60 克,鸡蛋 2 个。先将百合洗净,与洗净的鸡蛋一同入锅内,加水适量,煮至蛋熟,去蛋壳,日服 1 剂,饮汤,吃蛋和百合。

具有补肺和营养的功效,适用于肺虚久咳。

第三节　春季健康饮食注意事项

一、春季饮食的三个时期

(一)早春时期

为冬春交换之时,气候仍然寒冷,人体内消耗的热量较多,所以宜进食偏于温热的食物。饮食原则为选择热量较高的主食,并注意补充足够的蛋白质。饮食除米面杂粮之外,可增加一些豆类、花生、乳制品等。

(二)春季中期

天气变化较大,气温骤冷骤热,可以参照早春时期的饮食进行。在气温较高时可增加青菜的食量,减少肉类的食量。

(三)春季晚期

为春夏交换之时,气温偏热,所以宜于进食清淡的食物。饮食原则为选择清淡的食物,并注意补充足够维生素,如饮食中应适当增加青菜。

春季饮食忌生冷油腻之品,中医学认为春季为肝气旺盛之时,多食酸味食品会使肝气过盛而损害脾胃。

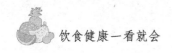

二、初春健康饮食建议

(一)少食咸,多食苦

初春为肾经旺盛之时,而肾主咸,心主苦。当咸味吃多了,就会使本来就偏亢的肾水更加旺盛,从而伤害心脏,使心脏力量减弱,影响人体健康。

(二)多温热少寒凉

黏硬、生冷的食物多属阴,初春吃这类食物易损伤脾胃之阳气。而食物过热易损伤食管,进入肠胃后,又容易引起体内积热而致病;食物过寒,容易刺激脾胃血管,使血流不畅,而血量减少将严重地影响其他脏腑的血液循环,损害人体健康。

(三)增加维生素 A、维生素 C

增加维生素 A、维生素 C 的摄取,可以增强对寒冷的适应能力。维生素 A 主要来自动物的肝脏、胡萝卜、深绿色蔬菜等,维生素 C 则主要来自于新鲜水果和蔬菜。此外,初春多吃点辣椒,可以促进血液循环,还能增进食欲。

(四)进补前先引补

进补要给肠胃一个循序渐进的适应过程,所以要做好引补。比如食用性质温和的花生红枣汤、生姜炖牛肉等。此外,初春喝热粥也是养生的好选择。小麦粥可以养心除烦,芝麻粥可以益精养阴,萝卜粥可以消食化痰,茯苓粥可以健脾养胃。

三、春季饮食"三少两多"

(一)"三少"

1. 少吃脂肪　饱和脂肪酸会增加血液胆固醇的含量,增加患心脏病的风险。饼干、蛋糕、肉饼、火腿、奶油、奶酪和含有猪油、椰子油或棕榈油的食物都含有大量的饱和脂肪。

必须用含有不饱和脂肪酸的食物来替代含有氢化植物油、饱和脂肪酸的食物。因为不饱和脂肪酸能够帮助人体降低胆固醇含量。鱼类、鳄梨、坚果、葵花子、油菜子和橄榄油中都含有大量的不饱和脂肪酸。

2. 少吃盐　在日常饮食中,控制食盐的摄入量十分必要。尽管不主动添加食盐能够减少饮食中一部分食盐的摄入,但是饮食中 3/4 的食盐其实是食物中自带的,因此,在购买食品时同样也要认真阅读食品标签。

3. 少吃糖　水果蔬菜中含有的糖都是天然的,不需要刻意回避。但是,含糖的食物和饮料,如饼干、果酱、碳酸饮料等,含有大量的人工添加糖分,这类食物的摄入就必须加以限制了。

(二)"两多"

1. 多吃鱼　建议大家把坚持吃鱼当成日常饮食的一个重要部分,每周至少应该吃两次鱼,特别是油性鱼,因其含有一种 ω-3 多不饱和脂肪酸,这种脂肪酸有助于预防冠心病,如沙丁鱼。

2. 多吃水果蔬菜　水果蔬菜能够提供大量人体所需的维生素和矿物质,水果蔬菜应占每天食物摄入量的 1/3 以上。

四、春季煲汤有讲究

要煲一锅靓汤,原材料、药材、水质和火候等都很关键。原材料必须是鲜活的,最好选择低脂肪食物做原料,如瘦肉、鲜鱼、虾米、紫菜、海带、绿豆芽等。

药材应根据汤的不同功效和个人的身体状况选择,如身体火气旺盛,可选择如绿豆、海带、冬瓜、莲子等清火类的食材;身体寒气过盛,应选择参类作为药材。滋补类汤宜选用桂圆、大枣等相宜的药材,而不能放生地黄等相冲的药材。

煲汤的水最好用矿泉水,用鸡、鸭、排骨等肉类煲汤时,先将肉在开水中氽一下,不仅可以除去血水,去除一部分脂肪,煲出来的汤也比较清甜。

煲汤时,以先大火,后中火、小火的次序,火候以汤沸腾程度为准。汤中的营养物质主要是氨基酸类,加热时间过长,会产生新的物质,营养反而被破坏。一般鱼汤煲 1 小时左右,鸡汤、排骨汤煲 3 小时左右足矣。

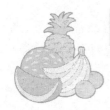

第 3 章

夏季健康饮食

第一节　夏季健康饮食的特点与原则

一、特　点

夏日人们出汗多,食欲不好,膳食调养应以低脂、低盐、多维生素且清淡为主。食养重清热、解毒、健脾、整胃,可多吃消暑解渴,促进食欲的食物。

(一)适量摄取酸味食物

酸味的食物如天然酿造醋、柠檬、山楂、乌梅、李子等,不但能够生津止渴,使人脾胃大开,还可以抑制微生物繁殖,有极佳的杀菌功效。

(二)苦味食物

苦味食物具有抗菌消炎、解热去暑、提神醒脑、消除疲劳等功效,如苦瓜、蒲公英等。苦味食物一次食用不宜过量,过量人容易引起恶心、呕吐、反胃等不适反应。

(三)富钾食物

热天预防缺钾最有效的方法是多吃含钾食物,如草莓、桃子、菠菜等。热天多饮茶,可消暑补钾,一举两得。

(四)顺气食物

夏天天气炎热,选食一些顺气可口的食物尤为重要,如萝卜、玫瑰花、藕等。

(五)多吃高纤蔬果

夏季饮食以甘寒、清淡为宜,烹煮忌重油厚味。多高纤维蔬果少肉食,生食至少占全部饮食的三至四成,不论是蔬果或醋制生菜、西式沙拉,丰富的膳食纤维及未被加热破坏的营养素、酵素均有助于清热、消暑、通肠消滞。

（六）夏季补充的营养

1. 维生素 如多吃番茄、青椒、冬瓜、西瓜、杨梅、甜瓜、桃、梨等新鲜果蔬。

2. 水和矿物质 特别是要注意钾的补充,豆类或豆制品、香菇、水果、蔬菜等都是钾的很好来源。多吃些清热利湿的食物,如西瓜、苦瓜、桃、乌梅、草莓、番茄、黄瓜、绿豆等都有较好的消暑作用。

3. 适量的蛋白质 如鱼、瘦肉、蛋、奶和豆类等都是最佳的优质蛋白。

（七）夏天多补水

夏季易出汗,须尽量多喝水予以补充,否则皮肤会因缺水而干燥、快速老化,粪便也会因为干、硬难以排出导致便秘。

解暑的饮料中以茶水为最佳,特别是绿茶,有消暑解渴,清热泻火的作用。

二、原 则

（一）夏天进餐宜定时

不能想吃就吃,不想吃就不吃,这样会使脾胃生理功能紊乱,诱发胃病。

（二）最宜清补

从养胃的角度来说夏季饮食原则就是以清淡为主,夏季出汗多,喝水多,胃酸被冲淡,胃液分泌也相对减少,所以饮食易选择温和、易消化的食物。夏季各种粥品、炖汤都是不错的选择,早晚食用生津止渴,还能滋补身体。因为肠胃功能欠佳,所以菜式选择要注意以增进食欲为主,清凉爽口的凉拌菜是不错的选择,适当加点醋,可起到开胃的作用。

（三）注意补充盐分和维生素

盛夏时节,人体大量排汗,盐分损失比较多,所以在补充水分的同时,要注意补充盐分。

（四）讲究饮食卫生

从防病的角度来说饮食要特别注意卫生,食物要经过彻底的清洗消毒,不吃腐败变质的食物,生熟食品分开存放。

（五）不可过食冷饮和饮料

过食雪糕等冷食会使胃肠温度下降,继而诱发腹痛、腹泻等病症。

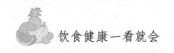

第二节　夏季食品与食谱

一、常见夏季食品

(一)冬瓜

冬瓜性寒,瓜肉及瓤有利尿、清热、化痰、解渴等功效。亦可治疗水肿、痰喘、暑热、痔疮等症。冬瓜如带皮煮汤喝,可达到消肿利尿,清热解暑作用。

(二)苋菜

味甘、性凉。可清热解毒,明目利咽,通利二便。

(三)白菜

解热除烦,通利肠胃。

(四)花椰菜

含有蛋白质、脂肪、糖类、食物纤维、维生素 A、维生素 B、维生素 C、维生素 E、维生素 P 等和钙、磷、铁等矿物质。适宜于中老年人、小孩和脾胃虚弱、消化功能不良者食用。

(五)芥菜

芥菜中维生素 A、B 族维生素、维生素 C 和维生素 D 很丰富。芥菜含有大量的抗坏血酸,是活性很强的还原物质,参与机体重要的氧化还原过程,能增加大脑中氧含量,激发大脑对氧的利用,有提神醒脑,解除疲劳的作用。

(六)通心菜

通心菜中粗纤维含量极为丰富,由纤维素、木质素和果胶等组成。果胶能使体内有毒物质加速排泄,木质素能提高巨噬细胞吞食细菌的活力,杀菌消炎,可以治疮疡、痈疖等;通心菜中的大量纤维素可增进肠道蠕动,加速排便,对于防治便秘及减少肠道癌变有积极的作用。

(七)丝瓜

具有清热去火、减肥、瘦脸、祛痘、美白、排毒、养颜、预防口腔溃疡的功效。

(八)黄瓜

具有清热、解毒、除湿的作用。最佳食用方法是凉拌黄瓜,再用醋汁拌,加入大蒜。中医学认为:醋和蒜属温性食物,可以防止黄瓜寒凉伤脾。

（九）茭白

可清热解毒,除烦止渴,利湿通便。

（十）莴苣

莴苣含有大量植物纤维素,具有利五脏通经脉、清胃热、清热利尿的功效。

二、参考食谱

（一）季节食谱

1. **姜丝卷心菜**　卷心菜 500 克,胡萝卜 50 克,嫩姜丝 20 克,鲜香菇 50 克,红辣椒 10 克,原味豆腐乳 50 克,糖、白胡椒粉各少许,香油 5 毫升。

（1）卷心菜洗净,切大片;胡萝卜去皮切片;鲜香菇洗净,切片;红辣椒洗净、切片。

（2）炒锅倒入少许橄榄油烧热、加入嫩姜丝炒香、放入少许水及豆腐乳打散煮开,再加入糖、白胡椒粉拌匀。

（3）加入卷心菜、胡萝卜片、香菇片、红辣椒片拌匀,盖上锅盖煮约 2 分钟,滴入香油拌匀。

2. **手撕包菜**　卷心菜、葱、蒜、干辣椒、花椒、生抽。

（1）将锅里的橄榄油烧热后放入花椒炒出香味后再捞出。

（2）将蒜片、葱花和辣椒倒入锅中翻炒,再放上手撕好的包菜和香醋一起翻炒,最后加入适量食盐和生抽调味后即可出锅。

（二）健脾益气食谱

1. **薏苡百合荸荠煲**　薏苡仁 30 克,百合 30 克,荸荠 250 克。

将薏苡仁、百合洗净用温水发透,荸荠去皮洗净从中间切开,将荸荠、薏苡仁、百合同入锅内加入清水适量,置武火上浇沸再用文火炖煮 45 分钟。

可健脾、养阴、清热。

2. **丝瓜粥**　鲜丝瓜 1 条,粳米 100 克,白糖少许。

将鲜丝瓜去皮和瓤;粳米淘洗干净备用,将粳米放入锅内,鲜丝瓜切成长 2 厘米、宽 1 厘米的块放入锅内加入清水适量置武火上浇沸,再用文火煮熟成粥加入白糖即成,鲜丝瓜嫩者可不去瓤直接切块做粥。

有清热、解毒、凉血、通络、润肌肤功效。

3. **薏苡杏仁粥**　薏苡仁 30 克,杏仁 10 克,粳米 100 克,冰糖少许。

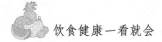

将薏苡仁、粳米淘洗干净,杏仁去皮洗净。先将薏苡仁、粳米放入锅中加适量水,武火煮沸再以文火熬煮至半熟,放入杏仁继续用文火熬煮到米熟粥成。加入冰糖即成。

有健脾、祛湿、补肝功效。

(三)防暑食谱

1. 莲子炖鸡汤　仔鸡 1 只,莲子 2 把,莲心少许,水发木耳 1 把,葱、香葱、姜、花椒、食盐、胡椒粉各适量。

仔鸡洗净,焯水除去瘀血杂质。砂锅中加 4 碗热水,加入焯水处理的仔鸡,放入莲子(提前一晚上泡好),再加入葱姜段、花椒粒少许,小火煲半小时,加入木耳、莲心,继续煮 1 分钟,最后用胡椒粉略调味,加入少许食盐,撒上香葱末,出锅即可食用。

预防中暑、安定情绪。

2. 荷叶粥　鲜荷叶一张洗净煎汤取汁,加入粳米 100 克煮粥,加白糖调匀食用。

有防暑利尿、降压之功效。

3. 莲子粥　莲子 20 克温水浸泡去皮,去芯磨成粉状,与淘净的粳米 100 克同煮成粥。

有祛热解烦、安神养心、益肾固精、健脾敛肠之功效。

第三节　夏季健康饮食注意事项

一、夏季要多吃的蔬果

夏季气温高,人体丢失的水分多,须及时补充。蔬菜中的水分,是经过多层生物膜过滤的天然、洁净、营养且具有生物活性的水。瓜类蔬菜含水量都在90% 以上。所有瓜类蔬菜都具有降低血压、保护血管的作用。

(一)多吃凉性蔬菜

凉性蔬菜有利于生津止渴,除烦解暑,清热泻火,排毒通便。如苦瓜、丝瓜、黄瓜、菜瓜、西瓜、甜瓜都属于凉性蔬菜。番茄、芹菜、生菜等也属于凉性蔬菜。

(二)多吃"杀菌"蔬菜

夏季是人类疾病尤其是肠道传染病多发季节。多吃些"杀菌"蔬菜,可预防疾病。这类蔬菜包括：大蒜、洋葱、韭菜、大葱等。这些葱蒜类蔬菜中，含有丰富的植物广谱杀菌素，对各种球菌、杆菌、真菌、病毒有杀灭和抑制作用。其中，作用最突出的是大蒜，最好生食。

（三）多吃豆类

一杯煮熟的豆子含有半杯水分、等同两个鸡蛋的蛋白质和大量的膳食纤维。豆类食品能促进胃肠消化，且具有降脂功效。

二、饮食防暑

（一）多喝粥

由于炎热的刺激，人的肠胃功能在夏季会相对减弱，容易发生头重倦怠，没食欲。此时各种粥品便是这个时节的最佳选择。

夏季消暑粥推荐：绿豆粥、金银花粥、薄荷粥、莲子粥、莲藕粥。

（二）多喝汤

人体所流出的汗液中，除约99%为水分外，还会排出一定量的矿物质，如钠、钾、钙、镁等。另外，汗液中还含有乳酸、尿素、氨、氨基酸等含氮物质，大量流汗还会造成人体内过多的水溶性维生素流失，如维生素 C、维生素 B_1、维生素 B_2 等。

夏季推荐容易消化吸收的汤：山楂汤、绿豆汤、酸梅汤、金银花汤、西瓜翠衣汤。

（三）多饮茶

人的体力消耗很多，精神不振，这时以品绿茶为好。如能在温茶中适当加点食盐，以弥补出汗过多而丢失的盐分，对预防中暑更有裨益。因绿茶属未发酵茶，性寒（寒可清热），最能去火、生津止渴、消食化痰，对口腔和轻度胃溃疡有加速愈合的作用；绿茶的营养成分较高，具有降血脂、预防血管硬化等药用价值。这种茶冲泡后水色清冽，香气清幽，滋味鲜爽，夏日常饮，清热解暑，强身益体。

冲泡绿茶，直取90℃开水泡之，高级绿茶和细嫩的名茶，其芽叶细嫩，香气也多为低沸点的清香型，用80℃开水冲泡即可。冲泡时不必盖上杯盖，以免产生热闷气，影响茶汤的鲜爽度。

（四）多吃青菜

天热湿气重，人们一般都喜欢吃清淡味鲜而不油腻的食物，而青菜既有这

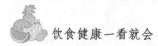

种特点,又含有丰富的维生素和矿物元素。各种豆类、瓜类、小白菜、香菜等,既可以凉拌生吃,也可放少许瘦肉丝炒熟吃。

(五)多吃瓜果

瓜果汁多味甜,不仅生津止渴,也能清热解暑。西瓜味甜多汁性凉,是清暑解渴的瓜类之首。另外,香瓜、黄瓜洗净之后生食,或榨汁之后饮用,都有很好的清热解暑作用。猕猴桃含有大量维生素 C,有非常好的清热解暑作用。

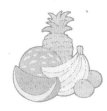

第4章

秋季健康饮食

第一节　秋季健康饮食的特点与原则

一、特　点

1. 秋季天气转凉,有些凉性食物食用要适量。如瓜类水果西瓜、香瓜等。天气完全转凉后,脾胃虚弱的人少食为好,如老年人和孩子。

2. 中医学讲秋属燥,而燥气通于肺,最易伤肺,所以秋天最需要养肺润肺。饮食养生方法要以清热滋润为主。养肺的蔬菜包括山药、胡萝卜、莲藕、百合、银耳、木耳等。水果如秋梨、山楂、苹果、橘子、香蕉、猕猴桃、荸荠等。果仁类如核桃、杏仁、花生、松子、芝麻等。其中杏仁养肺最好,维生素 A 含量最高。

3. 秋天干燥,要少食辛辣,有利于对肺的养护。

4. 秋天干燥易便秘,应多食富含膳食纤维的食物。饮食养生应坚持"二粥一汤"的饮食方法,即早晚餐食粥,午餐喝汤,但粥汤的内容有所不同。传统养生学认为燥邪最易伤肺,在煮粥时加些切碎的梨块,有生津止渴,滋阴润燥,止咳化痰的作用,适用于秋季口燥咽干,大便干结者食用。如地瓜、白菜、芹菜、豆芽、香菇、海带、紫菜、卷心菜、胡萝卜、魔芋等亦有同等作用。坚果类食物可润肠通便,如杏仁、芝麻仁、核桃仁、松子仁、麻子仁。要多喝水,清晨 5~7 时是大肠经"值班"的时候,此时喝一杯水可促进大便通畅。

5. 秋天易得口腔溃疡,多食富含维生素 B_2 的食物,如香菇、紫菜、番茄、豆芽、豆角、豌豆、油菜等。

6. 秋冬是进补的大好季节,因为入秋之后,人体对食物的吸收率会逐渐增高。但像羊肉、狗肉在入秋之初还是要少食,因为秋初炎热未完全退尽,过食大热食物不利于健康。

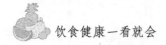

秋季到来气候干燥,秋燥之气易伤肺,因此,秋季饮食宜清淡,多食清凉多汁的蔬菜水果,适量的补充蛋白质和矿物质。

二、原　则

秋季饮食调养应遵循"养阴防燥""养收"的原则,饮食宜养阴,滋润多汁,以润燥益气为中心,以健脾、补肝、清肺为主要内容,以清润甘酸为大法,寒凉调配为重点。

(一)养肺为要

秋季气候干燥,很容易伤及肺阴,使人患鼻干喉痛、咳嗽胸痛等呼吸道疾病,所以饮食应注意养肺。要多吃些滋阴润燥的食物,如银耳、甘蔗、燕窝、梨、芝麻、藕。多食芝麻、核桃、糯米、甘蔗等,可以起到滋阴润肺养血的作用。此外还可适当食用一些药膳,如参麦团鱼、蜂蜜蒸百合、橄榄酸梅汤等。

秋季,肺的功能偏旺,如果辛味食品吃得过多会使肺气更加旺盛,进而还会伤及肝气,所以秋天饮食要少食辛味食物,如葱、姜、蒜、韭菜、辣椒等。在此基础上多吃些酸味食物,以补肝气,如苹果、石榴、葡萄、芒果、荸荠等。

(二)宜多喝粥

秋天早晨多喝些粥,既可健脾养胃,又可带来一日清爽。秋天常食的粥有:山楂粳米粥、鸭梨粳米粥、兔肉粳米粥、白萝卜粳米粥等。

(三)宜补充健身汤

秋季饮食以滋阴润燥为原则。每日中、晚餐喝些健身汤,一方面可以渗湿健脾、滋阴防燥,另一方面还可以进补营养、强身健体。秋季常食的汤有:百合冬瓜汤、猪皮番茄汤、山楂排骨汤、鲤鱼山楂汤、鲢鱼头汤、鳝鱼汤、赤豆鲫鱼汤、鸭架豆腐汤、枸杞叶豆腐汤等。

(四)宜多吃鱼

秋天是需要进补的季节,但很多人害怕大量进补导致肥胖,不妨吃点鱼肉,鱼肉脂肪含量低,其中的脂肪酸被证实有降糖、护心和防癌的作用。

(五)规律饮食,不吃不洁食物

进餐过早或过晚,可口就吃得多,不可口就吃得少,或任意吃冷食、零食,使胃肠的工作量紧一阵、松一阵,容易造成胃肠疾病。饮食不卫生,腐败的食物吃了容易中毒。因此,选择食物,要注意新鲜、清洁,进食有规律是防止胃肠病的首要问题。

(六)多素食淡饭少辛辣刺激

要保持胃肠的冲和之气,就得常吃素食淡饭,适当辅佐一些肉类肥甘食品。胃病患者的饮食应以温软淡素为宜,做到少吃多餐、定时定量,使胃中经常有食物中和胃酸。进食时要细嚼慢咽,不吃生冷食物,并戒除烟、酒,以防刺激胃黏膜。

第二节 秋季食品与食谱

一、常见秋季食品

(一)南瓜

南瓜富含钾,也是 B 族维生素和膳食纤维的良好来源。南瓜籽对男性前列腺具有保护功效。南瓜味甜口感好,除了炒着吃还可用来做饼或煮粥。南瓜淀粉含量较高,可以用来替代部分主食。

南瓜能制造好心情,是因为它们富含维生素 B_6 和铁,这两种营养素都能帮助身体所储存的糖原转变成葡萄糖,而葡萄糖正是非饥饿状态脑部的"供能燃料"。

(二)西蓝花

一个中等大小的西蓝花就可以满足人一天的维生素 K 和维生素 C 的需求。研究表明:维生素 K 不但与凝血功能有关,还有益于骨骼健康,作为十字花科蔬菜的一员,它还富含多种抗癌降脂成分。在烹饪西蓝花时,加热过度会破坏其中的活性物质——硫代葡萄糖苷,防癌效果也会大大降低。西蓝花适宜清蒸、炒菜或凉拌。

(三)西葫芦

富含的胡萝卜素能在人体内转化成维生素 A,有对抗皮肤老化和防癌效果,还能保护和提高视力。西葫芦微甜,皮厚的可以储存数月。需要注意的是,高温煎炒西葫芦可能产生令人致癌的丙烯酰胺,因此烹炒时温度一定要低。

(四)芋头

芋头又称香芋、芋艿。具有益胃生津、宽肠通便、化痰散结、补中益气等多种功效,非常适宜用来补虚。常食芋头能补肝益肾、添精益髓、健胃和中,特别

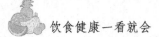

适宜脾胃虚弱、患肠道疾病及久病体弱的老年人食用，是老年人秋补的佳品。

（五）菱角

菱角又名腰菱、水栗、菱实，味甘、凉、无毒，是一年生草本水生植物菱的果实，菱角皮脆肉美，蒸煮后剥壳食用，亦可熬粥食。菱角含有丰富的蛋白质、不饱和脂肪酸及多种维生素和微量元素。具有利尿通乳、止渴、解酒的功效。

菱肉含淀粉24%、蛋白质3.6%、脂肪0.5%，幼嫩时可当水果生食，老熟果可熟食或加工制成菱粉，风干后可贮藏。有助于治胃溃疡、痢疾、食管癌、乳腺癌、宫颈癌。菱柄外用治皮肤多发性疣赘；菱壳烧灰外用治黄水疮、痔疮。

（六）土豆

土豆中含有丰富的维生素A、维生素C和多种矿物质。其性平无毒，健脾养胃，益气调中。另外，在秋季多吃根茎类蔬菜对预防感冒也会有帮助，对消化不良、肠胃不好的人也很有好处，是胃病和心脏病患者的优质食品。

虽然土豆的淀粉含量很高，但和山药差不多，即使吃多了也不会发胖。口感清脆或粉质，适于炒、炖、烧、炸等，且易为人体消化吸收，因此在欧美国家被认为是"第二面包"，联合国粮农组织正式将2008年定为"马铃薯年"，还称其为"地球未来的粮食"。

（七）胡萝卜

胡萝卜味甘平，食之补脾健胃，以炖食最好，炒食为良。炖食能保持胡萝卜素93%以上，炒食也可保持胡萝卜素80%以上，而生食、凉拌，人体仅能吸收10%。

胡萝卜既能补脾健胃，又能养肝明目。胡萝卜中含有的胡萝卜素和维生素A是脂溶性物质，在油脂的作用下才能被人体吸收，所以胡萝卜最好与肉炒或者炖着吃。

（八）茄子

茄子不仅是价廉物美的大众蔬菜，还是食疗佳品。中医学认为，茄子性凉、味甘，有清热止血、消肿止痛、祛风通络、宽肠利气等功能，所以在这个季节吃些茄子能降"火气"，除秋燥。

（九）小白菜

小白菜味苦微寒，养胃和中，通肠利胃。其含维生素C和钙质甚多，还含磷、铁、胡萝卜素和维生素B等。还有一种洋白菜，即卷心菜，其菜叶性味苦平，能益心肾、健脾胃,对胃及十二指肠溃疡有止痛促愈合的作用。

(十)菜花

菜花含有丰富的维生素类物质,每200克新鲜菜花可为成年人提供一天所需维生素 A 的 75% 以上;其维生素 C 的含量更为突出,每百克可达 80 毫克,比常见的大白菜、黄豆芽含量要高 3~4 倍,比柑橘的含量要多出 2 倍。中医素来有"色白入肺"之说,而秋天是呼吸道感染疾病多发季节,洁白的菜花无疑是一种适时的保健蔬菜。

(十一)芹菜

芹菜性凉,味甘辛无毒,平肝健胃,富含蛋白质、糖类、胡萝卜素、维生素 C、氨基酸等,它能兴奋中枢神经,促进胃液分泌,增进食欲,并有祛痰作用。芹菜可与香干、肉丝等炒食,色彩鲜艳,味道清香。

(十二)豆芽

黄豆、绿豆中含有大量的蛋白质、脂肪和糖类,以及钠、铁、磷、钙等人体必需的元素,生芽后不但能保持原有的物质,而且增加了维生素 B_1、维生素 B_2、维生素 B_{12} 和维生素 C 的含量。豆芽中的叶绿素可以防治直肠癌,其中含大量丰富的天冬氨酸,能使机体大大减少乳酸的堆积,从而有利于消除疲劳。中医学认为豆芽味甘、性凉,入脾、大肠经;有清热解毒、利湿通下等作用。

(十三)山药

山药不仅有"神仙之食"的美誉,还有"食物药"的功效。山药含有淀粉酶、多酚氧化酶等物质,有利于脾胃消化吸收;山药还含有大量的黏液蛋白、维生素及微量元素,能有效阻止血脂在血管壁的沉淀,预防心血管疾病,有延年益寿的功效。蒸着吃、做汤喝、炒菜均可。蒸着吃,营养损失最小。可以和枸杞子搭配来熬枸杞山药粥,能更好地发挥滋补效果。

(十四)莲子

莲子善于补五脏不足,通利十二经脉气血,使气血畅而不腐,莲子所含氧化黄心树宁碱对鼻咽癌有抑制作用,这一切,构成了莲子的防癌抗癌的营养保健功能。

(十五)红豆

红豆药用可以清热解毒、健脾益胃、利尿消肿、通气除烦,可治疗小便不利、脾虚水肿、脚气病等。

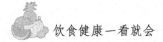

秋天进补需先调理脾胃,调理脾胃须侧重于清热、利湿、健脾,而红小豆正好有上述功效,可使体内的湿热之邪及时排出,促进脾胃功能的恢复。同时红小豆还具有很好的补血作用,可以为秋冬进补奠定基础。

(十六)百合

百合味甘微苦,性平。其营养成分丰富,有蛋白质、维生素、胡萝卜素及一些特殊的有效成分,如淀粉、多糖、果胶及多种生物碱,对抑制癌细胞增生有一定的疗效。百合有润肺止咳,清心安神等功效,成为秋季食用之上品。

中医用百合作为止血、活血、清肺润燥、滋阴清热、理脾健胃的补药。现代研究表明:百合具有显著的镇咳、平喘、止血,提高淋巴细胞转化率和增加液体免疫功能的活性等作用。百合还可以抑制肿瘤的生长。将百合洗净、煮熟,放冰糖后冷却食用,既可清热润肺又能滋补益中。

(十七)玉米

玉米富含膳食纤维,能促进肠蠕动,减少人体对毒素的吸收。其镁、钙和胡萝卜素等营养物质的含量也比一般谷物高,有防治高血压和清除自由基的功效,对延缓衰老十分有益。

煮熟或蒸熟的玉米营养更易吸收。吃玉米时,应把玉米粒的胚尖一起吃掉,因为许多营养都集中在这里。但肠胃不好的人不要多吃,可用玉米粒做玉米羹;也可"粗粮细做",用玉米面蒸锅窝头、做几个贴饼子,或熬锅玉米面粥都是不错的选择。玉米尤其适合糖尿病患者吃,因其膳食纤维丰富,食后血糖不会迅速升高。

玉米与豆腐是最佳搭配,两者营养互补,豆腐中的烟酸可提高人体对玉米中蛋白质的吸收率。

(十八)杏仁

秋季是养肺补肺的最好时节,而最当季的食材非杏仁莫属。杏仁有一种别致的微苦味道,富含脂肪油,能提高肠内容物对黏膜的润滑作用,因此,杏仁有润肠通便之功能。杏仁中又有安息香,具有镇痛作用。杏仁还具有补肺润肺、生津止咳的功效。杏仁分甜杏仁和苦杏仁两种,苦杏仁多用于入药,而甜杏仁的滋润养肺功效则更强。

二、参考食谱

(一) 祛燥食谱

1. **芝麻大米粥** 将捣碎的芝麻与大米一同煮粥,或将芝麻炒熟研末,拌粥而食。

可以润肝肺、去秋燥,对秋季中老年人易发的咳嗽、便秘等症有一定的疗效。

2. **枸杞粥** 枸杞子30克,粳米100克,加水适量,同煮成粥。

具有滋补肝肾、明目补虚等作用。适用于中老年人视物模糊、腰酸腿软等病症。

3. **红枣糯米粥** 山药、薏苡仁、荸荠、大枣、糯米同煮,放入适量白糖。

有健脾胃、益气血、利湿止泻、生津止渴之功效,适用于病后体弱及贫血、营养不良、食欲不振等。

(二) 补肺食谱

1. **莲子百合煲** 莲子、百合各30克,精瘦肉200克。

莲子、百合用清水浸泡30分钟,精瘦肉洗净,置于凉水锅中烧开(用水焯一下)捞出。锅内重新放入清水,将莲子、百合、精瘦肉一同入锅,加水煲熟(可适当放些精盐、味精调味)。

清润肺燥,止咳消炎。适用于慢性支气管炎患者。

2. **柚子鸡** 柚子(越冬最佳)1个,公鸡1只,精盐适量。

公鸡去毛、内脏洗净,柚子去皮留肉。将柚子放入鸡腹内,再放入气锅中,上锅蒸熟,出锅时加入精盐调味即可。

补肺益气,化痰止咳。

3. **银杏鸡丁** 银杏(白果)100克,无骨嫩鸡肉250克,蛋清2个,高汤、白砂糖、绍酒、淀粉、味精、香油、食盐、油、葱各适量。

白果去壳,在油锅内煸炒至六成熟,捞出剥去薄衣待用。鸡肉切成1厘米见方的小丁,放在碗内加入蛋清、食盐、淀粉搅拌均匀。炒锅烧热放油(量要多些),待油烧至六成熟时,将鸡丁下锅用勺划散,放入白果继续翻炒,至熟后连油一同倒入漏勺内沥去油。再在锅内倒入少量油,将葱段煸炒,随即烹入绍酒、高汤、食盐、味精,把加工过的白果鸡丁倒入锅内翻炒,用湿淀粉勾薄芡,出锅前淋

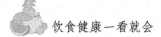

入香油,搅拌均匀起锅装盘即成。

补气养血,平喘止带。本方可作为老年性慢性气管炎、肺心病、肺气肿及妇女带下证患者之膳食。

(三)进补食谱

1. 糯米阿胶粥　阿胶30克,糯米50～60克,红糖适量。

先用糯米煮粥,待粥将熟时,放入捣碎的阿胶,边煮边搅匀,再放入红糖,稍煮二三沸即可。

养血止血,滋阴安胎。

2. 沙参枸杞粥　沙参15～20克,枸杞子15～20克,玫瑰花3～5克,粳米100克,冰糖适量。

先将沙参煎汁去渣,后以药汁与枸杞子、粳米同入砂锅,再加水适量,用文火煮粥,待粥将熟时,加入玫瑰花、冰糖,搅匀稍煮片刻即可。

滋阴润燥,养血明目。

3. 人参百合粥　人参3克,百合15～25克,粳米50克,冰糖适量。

先将人参研末;百合剥皮去须,洗净切碎;后共与粳米同入砂锅,加水适量,以文火煮粥,待粥将熟时,加入冰糖,搅匀稍煮片刻即可。

益气滋阴,润肺安神。

第三节　秋季健康饮食注意事项

一、秋季补肺首选食品

(一)润燥首选莲藕

入秋后空气干燥,人容易烦躁不安。这时要多吃一些清心润燥的食物来消除秋燥,其中莲藕为首选。

莲藕开胃清热、润燥止渴、清心安神。它富含铁、钙等微量元素,植物蛋白质、维生素及淀粉,有明显益血、益气的功效,也可增强人体免疫力。

(二)补肺首选杏仁

按中医的理论,时脏对应,秋季属肺。立秋后是养肺、补肺或治疗肺部疾病的最好时节。补肺的有银耳、百合、猪肺、柿饼、枇杷、荸荠等。而其中当季最好的,非杏仁莫属。杏仁分甜杏仁、苦杏仁两种,甜杏仁滋润补肺功效更强。

杏仁最好与薏苡仁按1:5的比例一起熬粥,温热时喝;和猪肺一起炖汤,也有滋养缓和之效。当然,当零食吃的烤杏仁也能适当吃一些。甜杏仁和烤过的大杏仁在超市和农贸市场都能买到,苦杏仁一般在中药店出售,需在医生指导下服用。

(三)养阴首选蜂蜜

中医学认为,蜂蜜有养阴润燥、润肺补虚、润肠通便、解药毒、养脾气、悦颜色的功效,因此拥有"百花之精"的美名。蜂蜜是一种非常好的能量补充品,对于缓解疲劳效果显著。

蜂蜜可以直接调入温水中饮用,也可以与鲜榨的果汁混合。将雪梨挖去核,倒入蜂蜜封盖蒸熟,能补肺阴不足。在凉拌番茄等凉菜中加入蜂蜜也很不错;蜂蜜也可和时令水果相拌,味道鲜美。

(四)多酸首选葡萄

"少辛增酸"是中医营养学关于秋季饮食最重要的原则之一。秋天要多酸,就是要多吃酸的水果,比如橘子、山楂、青苹果等,而要少吃甜味的西瓜、甜瓜等。

葡萄正是"酸"的好水果。葡萄益气补血、生津止渴、健脾利尿,初秋时多吃还能帮助机体排毒,解内热。

(五)安神首选百合

秋季由于气候干燥,人们常会口鼻干燥、渴欲不止、皮肤干燥,甚至出现肺燥咳嗽。百合有润肺止咳,清心安神等功效,成为秋季食用之上品。

二、先调脾胃后进补

如果秋季大量进食各种补品,尤其是太过于养阴的食品,必然会加重脾胃的负担,使长时间处于虚弱状态的胃肠更加无法承受,最终会导致消化系统紊乱。所以,秋季进补要先调理脾胃再进补。

以下三类人要格外注意。

(一)脾虚患者

脾虚的人常常表现为食少腹胀、食欲不振、肢体倦怠、乏力、时有腹泻、面色萎黄,这类人进补前不妨适度吃点健脾和胃的食物,以促进脾胃功能的恢复,如茯苓饼、芡实、山药、豇豆、小米等都是不错的选择。食粥能和胃、补脾、润燥,因

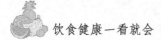

此,若用上述食物煮粥食用,疗效更佳。

（二）胃火旺盛者

平素嗜食辛辣、油腻之品的朋友,日久易化热生火,积热于肠胃,表现为胃中灼热、喜食冷饮、口臭、便秘等。这类人进补前一定要注意清泄胃中之火。适度多摄入些苦瓜、黄瓜、冬瓜、苦菜、苦丁茶等,待胃火退后再进补。

（三）老年人

由于消化能力较弱,胃中常有积滞宿食,表现为食欲不振或食后腹胀。因此,在进补前应注重消食和胃,不妨适量吃点山楂、白萝卜等消食、健脾、和胃的食物。症状严重者可在医生的指导下服用保和丸、香砂养胃丸等。

除了阳虚体质者外,不要过多食用温热的食物或药物,如羊肉、狗肉、人参、鹿茸、肉桂、附片等,否则极易加重秋燥。

三、"吃"掉燥气

秋冬季节是一年中气候最干燥的季节。此时,会引起鼻干、咽干、皮肤干裂、皱纹增多等。对秋冬季节的干燥,中医有不同证型的分类,并根据这些不同的证型,选择"吃"掉燥气的方案。

（一）燥在肺卫

主要表现症状为发热头痛、微恶风寒、口鼻干燥、咳嗽无痰、咽痛且干。应注重辛散甘润食疗,如可选择桑杏饮,即取桑叶 10 克,杏仁 5 克,沙参 5 克,梨皮 15 克,冰糖 3 克,共煎水代茶饮。

（二）燥伤胃津

主要表现症状为口干渴、尿少便秘、干呕,舌淡红无苔或有裂纹,脉细。应予以养胃润燥食疗。

1. 如雪梨浆　取大甜水梨一个,切为薄片,凉开水内浸半日,时时频饮。

2. 五汁饮方　取梨汁、荸荠汁、鲜苇根汁、麦冬汁、藕汁,临时斟酌用量,和匀凉服。

3. 芝麻粥　取芝麻仁 6 克,白米 30 克,砂糖或白蜜为佐。先将芝麻炒出香味,另煮米成粥,将熟时加入芝麻、砂糖或白蜜即可。

（三）燥伤肝肾

主要表现症状为皮肤干燥无光泽、盗汗、无心燥热或低热、干咳、痰中带血等,舌无苔、色淡、脉细弱等。应予以滋阴养血方食疗。

1. **麻仁粥** 取麻仁20克、白米80克,煮粥食用。

2. **天冬粥** 取天冬30克,白米50克,煮粥食用。

3. **阿胶粥** 取阿胶30克,捣碎,炒后研末,再取糯米煮粥后,与阿胶末搅匀食用。

需要提醒的是,以上食疗方应该"对症而吃",最好在中医师的指导下食用。

四、白色蔬果滋阴润燥

日常生活中,常见的白色食物有大蒜、大米、燕麦、菜花、白萝卜、白菜、莲藕、竹笋、冬瓜、蘑菇、雪梨、山药(淮山)、百合、银耳,以及牛奶、豆腐等。它们虽不及燕窝、虫草等传统补品的珍贵,但每一种白色食物都有其独特的营养价值和健康意义。

白色食物养生法因白色食物与肺部对应,与肺同系统的器官有大肠、皮肤、喉咙、支气管等,为了防范秋燥对人体的影响,饮食方面应以"滋阴润燥"为原则,以防秋燥伤阴。所以平日容易感冒,或是肺与支气管常不舒服、易咳嗽、易胖、肠胃脆弱、肤色不佳的人,要多吃一些白色的食物。

(一)银耳

又称白木耳,具有生津润肺、益气活血、滋阴养胃、补脑强心的作用,适用于肺热咳嗽、肺燥干咳、胃肠燥热、便秘等症。银耳被誉为"长生不老药""延年益寿品""菌中之王",对体虚、久病初愈,不宜用其他补药及阴虚内热的患者,内热而有出血倾向者更为适用。要注意的是感冒初起口干者忌用,或风寒感冒,如感冒怕冷、咳嗽、痰多清稀如水者,忌服。

(二)梨

梨自古被尊为"百果之宗",有润肺、止咳、消痰、降火等功用。在秋季若因气候过度干燥,继而出现口渴、便秘、干咳等;或因内热导致烦渴、咳喘及痰黄等症状,可多食梨。体质虚寒、寒咳者不宜生吃梨,必须隔水蒸过、煮汤,或与药材清炖亦可;若有长期腹泻的人,不宜多吃水梨,因水梨性寒,多食腹泻加剧。

(三)甘蔗

甘蔗主下气和中,助脾气,利大肠,消痰止渴,除心胸烦热,有滋阴润燥、和

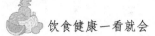

胃止呕、清热解毒之功效,对于因阴液不足所导致口干、咳嗽痰少、大便秘结等症,可利用多食甘蔗来改善症状。热性病饮生蔗汁最好,被喻为"天生复脉汤",但甘蔗汁煮热则性转温,有温补功效。

五、立秋不宜"重口味"

清淡饮食指的是少油、少糖、少盐、不辛辣的饮食,也就是口味比较清淡。从营养学角度,清淡饮食最能体现食物的真味,最大限度地保存食物的营养成分。这就是口味清淡对健康的好处。

(一)每日摄盐应小于6克

盐能增鲜味、解腻、杀菌防腐。盐的主要成分是氯化钠,每天都必须摄入一定的盐来保持新陈代谢,调整体液和细胞之间的酸碱平衡,促进人体生长发育。

(二)不能过量食糖

糖具有使菜肴甜美、提高营养等作用。运动中需要补充适量的糖分,可以通过提高血糖水平,增加供给能量,节约肌糖原的损耗,减少蛋白质和脂肪酸供能比例,延缓疲劳发生。砂糖水还可以刺激肠胃,帮助消化。

过量摄入糖会导致龋齿,并引发肥胖、糖尿病、动脉硬化症、心肌梗死,甚至对乳腺癌等癌症也有促进作用。糖尿病患者、肝炎患者要尽量少摄取。

(三)醋不宜大量饮用

醋主要起增加酸味、香味、鲜味及和味解腻、去腥除异味的作用。醋能促进新陈代谢,食醋是有效防止动脉硬化、高血压的方法之一。醋还能增进食欲,促进消化液的分泌,同时具有很强的杀菌力。它能在30分钟内杀死沙门菌、大肠埃希菌等多种病菌,多吃醋还能维持肠道酸性,达到祛除有害病菌的效果。在室内熬醋熏蒸对感冒有一定的预防作用,用醋水漱口可治疗轻度的喉咙炎。烫伤时,用醋淋洗能止痛消肿,防止起疱,伤好无瘢痕。

醋不宜大量饮用,尤其是胃溃疡的患者,更要避免喝醋,以免对身体造成伤害。吃羊肉时也不宜食醋,否则会消弱两者的食疗效果,并可产生对人体有害的物质。

六、饮食宜清淡

秋季天气比较干燥,饮食上要采取的策略就是不要吃得太油腻,最好清淡一些。

（一）早粥晚汤

秋天保养要滋阴防燥。在饮食上，可推行"早饭一碗粥、晚饭一碗汤"，饮食结构以清淡为主。在秋季进补前，脾胃应有一个调整适应的阶段。可先补食一些既富有营养又易消化的食物，以调理脾胃。此外，入秋后空气中的水分子逐渐减少，容易让人产生口干舌燥的感觉，建议多吃水果和蔬菜。比如：水果可选橙子、柠檬和乌梅等。同时，还要保持心情愉快、不烦躁，生活要有规律。

（二）蜜糖蘸香蕉

香蕉几乎含有所有的维生素和矿物质，易于消化、吸收，因此可以很容易地摄取到多种营养素。因为香蕉是低热量的食品，即使是正在减肥的人，也可以放心地尽情食用。

（三）蛋白质、淀粉分家法

由于消化蛋白质比消化淀粉的时间长 1 倍，所以当蛋白质食物和淀粉食物一同进食时，整个消化时间会拖长，食物难以快速分解，容易囤积形成肥肉。

七、秋季饮食宜"三收"

（一）参枣收气

秋季收养气血应在饮食上少吃辛辣、寒凉的食物，以清淡、甘润为主。党参、大枣与小米一起煮成粥，是秋季收气的佳品。

（二）银耳收津

白色食物润秋燥。秋季养阴，应选择滋阴润燥、滋补润肺、清热降火的膳食，例如莲藕、猪肺、燕窝、银耳等。银耳、百合与粳米一起煮成粥，可以养阴润肺、益肾生津，适用于秋季口干、口渴、咽燥、鼻干阴虚有热之人。

（三）甘草收情

秋季要注意调节情智，保持内心安宁、乐观情绪。秋季收情，不妨试试甘草。用甘草、杏仁、大枣等熬粥，具有养心安神、对睡眠差、心悸、心烦等都有帮助。

八、五谷杂粮粗粮最健康

五谷杂粮在秋季成熟，其中也凝结了四季、天地之功，无论是早起吃上一

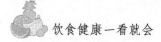

碗,还是睡前来上一份,都能迅速融入身体,而不会给肠胃带来负担。

(一)大米

是五谷之首,它性质温和,各种不同类型的体质都非常适合食用大米粥,而且稻米具有调和脾胃、滋养强壮的作用,还能补脾、清肺,特别适合秋季食用。

(二)糯米

性质甘温、补中益气。

(三)玉米

调中开胃,还有辅助治疗高血压的作用。

(四)小米

性味甘咸,特别能帮助身体虚弱的人恢复体力。

(五)小麦

有养心安神的作用,还可以缓解情绪忧郁等症。

九、秋季食补调虚要得当

1. 可多吃蔬菜,适当增加动物内脏、瘦肉类、鱼类、蛋类等食品。这些食品富含蛋白质、脂肪、糖类及钙、磷、铁等营养成分,不仅能补充因冬季寒冷而消耗的热量,还能益气养血补虚,对身体虚弱者尤为适宜。还有药酒、药粥等,均可根据体质选用。

2. 多吃主食,适当吃点羊肉、鹌鹑和海参。蛋白质、脂肪和糖类被称为产热营养素。狗肉、羊肉、牛肉、鸡肉、鹿肉、虾、鸽、鹌鹑、海参等食物中富含蛋白质及脂肪,产热量多,御寒效果最好。

3. 海带、紫菜可促进甲状腺素分泌,产生热量。人体甲状腺分泌有的甲状腺素能加速体内组织细胞的氧化,增加身体的产热能力,使基础代谢率增强,皮肤血液循环加快,抗冷御寒。而含碘的食物可以促进甲状腺素分泌。含碘丰富的食物是:海带、紫菜、发菜、海蜇、菠菜、大白菜、玉米等。

4. 动物肝脏、胡萝卜可增加抗寒能力。寒冷气候使人体维生素代谢发生明显变化。增加摄入维生素 A 和维生素 C,可增强耐寒能力和对寒冷的适应力,并对血管具有良好的保护作用。维生素 A 主要来自动物肝脏、胡萝卜、深绿色蔬菜等,维生素 C 则主要来自新鲜水果和蔬菜。

5. 芝麻、葵花子能提供人体耐寒的必需元素。寒冷天气使人对体内蛋氨酸的需求量增大。蛋氨酸可以通过转移作用,提供一系列适应寒冷所必需的甲基。因此,冬季应多摄取含蛋氨酸较多的食物。如芝麻、葵花子、乳制品、酵母、叶类蔬菜等。

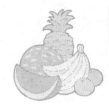

第5章

冬季健康饮食

第一节　冬季健康饮食的特点与原则

一、特　点

传统养生学认为,寒为冬季之主气,养生的原则为避寒就暖,敛阳护阴,以收藏为本,是一年四季之中进补的最好时节。

冬季饮食养生的营养特点是增加热量。同时增加动物肝、瘦肉、鲜鱼、蛋类、豆类等以保证身体对维生素 A、维生素 B_1、维生素 B_2 等的需求。

冬季,偏于阳虚者食补以羊、鸡肉等温热品为宜。偏于气阴不足者以食鸭肉、鹅肉为好。《本草纲目》中指出:鹅血"利五脏,解五脏热,止消渴",民间也有"喝鹅汤,吃鹅肉,一年四季不咳嗽"的谚语。患有心脑血管动脉硬化症者,饮食要注意"低盐、低糖、低脂肪、低胆固醇、高蛋白、高维生素"的原则。

二、原　则

(一)多吃高热量御寒食品

寒冬的饮食原则,一是要有丰富、足够的营养,热量要充足;二是食物应该是温热性的,有助保护人体的阴气。常见御寒食品如:肉类中的羊肉、牛肉、火腿、鸡肉、狗肉;蔬菜中的辣椒、胡椒、大蒜、生姜、蘑菇、香葱、韭菜;果品中的胡桃、龙眼、栗子、大枣、杏脯、荔枝、橘子、柚子、松子等,既补充足够营养,又保护人体阳气,吃了使身体觉得暖和。

(二)多吃滋润食品

干燥的冬天特别容易引起咳嗽,而这类咳嗽差不多都是燥咳,治疗方法也是以润为主,如吃些煲老糖水、胡萝卜马蹄水、川贝炖苹果等。

(三)注重食补

为了增强体质,许多人习惯于在冬令时服用些补品。人参、鹿茸、阿胶、黄芪之类固然对人各有益处,适当地进行食补,既经济实惠又没有不良反应,但服用要得当。

(四)少食咸、多食苦

冬季为肾经旺盛之时,肾主咸、心主苦,从我国医学五行理论来说,咸胜苦,肾水克心水,若咸味多,就会使本来就偏亢的肾水更亢,从而使心阳的力量减弱。所以,应多食些苦味的食物,以助心阳,这样就能抵御过亢的肾水。

(五)多吃含维生素的食物

多吃些富含维生素 A、维生素 B_2、维生素 C 的食物。寒冷气候使人体氧化功能加强,机体维生素代谢也会发生明显变化。饮食中要及时补充维生素 B_2,以防口角炎、唇炎、舌炎等疾病的发生;维生素 A 能增强人体的耐寒力,可多吃些动物肝脏、胡萝卜、南瓜、红薯;维生素 C 可提高人体对寒冷的适应能力,对防治感冒、高血压、动脉硬化及心脑血管疾病有良好的辅助治疗作用。

(六)适当补充含硒食物

冬春交替之际,肝炎病毒尤其活跃,为预防肝炎保护肝脏,在饮食上应选择富含硒的食物。如动物肝、牡蛎、瘦肉、富硒茶等,不仅可提高人体硒水平,保肝护肝,对预防心血管病亦有较好的作用。

(七)适当补充含碘食物

人体甲状腺分泌的甲状腺素,具有产热效应,能加快组织细胞的氧化过程,提高人体基础代谢、增加热量,并使皮肤血液循环加快,产生暖和的感觉。碘可促进甲状腺素的分泌,含碘丰富的食物有带鱼、虾、牡蛎等。

(八)适当补充含铁食物

有试验证实,贫血妇女体温较血红蛋白正常的妇女低 0.7℃,产热量少 13%,新陈代谢明显降低,较一般人更怕冷。因此,冬天应多吃些动物血、蛋黄、菠菜等含铁丰富的食物。

(九)多吃白色食物降火

立冬后北方大部分地区开始供暖,室内干燥的空气让人"上火",这时可多吃一些白色食物。中医学认为,解除燥热多用润法,根据五行五色的原理,白色食物最能防燥热。

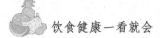

做菜时,可以选择白萝卜、白菜、冬瓜、百合、银耳、莲藕等。其中,白菜、萝卜功效最好。

(十)多吃牛、羊肉御寒

吃牛、羊肉可御寒。怕冷的人还可多吃胡萝卜、芋头等富含矿物质的根茎类蔬菜,以及海带、紫菜、菠菜等含碘食物。研究发现,怕冷与体内矿物质和碘缺乏有关。

(十一)多吃蛋白质提高免疫力

对于免疫力本身就比较差的老年人和孩子来说,寒冷是健康的最大威胁。因此,这段时间要多补充一些优质蛋白质,大豆中蛋白质含量最高,鱼虾肉、鸡蛋、花生、核桃中蛋白质含量也很丰富。

第二节　冬季食品与食谱

一、常见冬季食品

(一)冬笋

冬笋富含多种蛋白质和氨基酸,搭配肉类烹饪,还可以清热解腻。此外,冬笋富含膳食纤维,有助于消化。

(二)冬瓜

冬瓜具有较高的营养价值。每百克冬瓜肉中含蛋白质0.4克,糖类2.4克,钙20毫克,磷12毫克,铁0.3毫克,还有多种维生素,特别是维生素C的含量较高,每百克冬瓜肉中含有维生素C 16毫克。

(三)牛蒡

中医学认为,冬天"风邪"盛行,吃牛蒡可疏风散热,帮助人体抵御风邪的侵袭。每100克牛蒡的胡萝卜素含量达到了390毫克,远高于胡萝卜,其蛋白质和钙含量在根茎类蔬菜中也是"傲视群雄"。牛蒡还含有过氧化物酶和一些抗菌成分,有一定的抗衰老和降血糖作用。

(四)黄豆芽

大豆发芽的过程中,在自身酶的作用下,蛋白质结构变得疏松,蛋白质的消化率和生物效价提高,维生素 B_1、维生素 B_2、维生素 C 的含量及水溶性纤维素量增加,成为理想的高营养蔬菜。

（五）薏苡仁

俗称薏米、苡仁，有补脾健胃的作用。《本草经疏》中有"味甘能入脾补脾"的记载。脾虚者宜用苡仁米同粳米煮粥服食，效果更佳。

（六）白扁豆

性平，味甘，能补脾胃虚弱。《本草纲目》中说："白扁豆其性温平，得乎中和，脾之谷也。止泄泻，暖脾胃。"对于脾虚呕逆，食少久泄者，最宜食之。

（七）栗子

具有健脾养胃、补肾强骨的作用，还有"补胃之王"的美誉。

（八）紫薯

紫薯其实是番薯的一类。紫薯和红薯有什么异同？有什么新奇的做法呢？

1. 紫薯富含的硒和花青素要比红薯含量高，而这两种物质都是具有抗氧化、抗癌的功效。

2. 紫薯、红薯都富含淀粉、膳食纤维素、胡萝卜素、维生素 A、维生素 B、维生素 C、维生素 E 以及钾、铜等 10 余种微量元素和亚油酸等。营养价值很高，被营养学家们称为营养最均衡的保健食品。

3. 紫薯还含有大量不易被消化酶破坏的纤维素和果胶，能刺激消化液分泌及肠胃蠕动，从而起到通便的作用。紫薯中还含有一种类似雌性激素的物质，对保护人体皮肤、延缓衰老有一定的作用。

（九）番薯

俗称甘薯、红薯。性平，味甘，有补脾和血、益气通便的作用。《纲目拾遗》认为，番薯能"补中，暖胃，肥五脏"。脾虚之人，可用番薯当主粮，常食之。

（十）人参

人参被称为"百草之王"，可提高机体免疫力，增强抗病力，为冬季进补之佳品；是闻名遐迩的"东北三宝"（人参、貂皮、鹿茸）之一，是驰名中外、老幼皆知的名贵药材。

（十一）黑豆

黑豆是各种豆类中蛋白质含量最高的，含有的脂肪主要是单不饱和脂肪酸和多不饱和脂肪酸，必需脂肪酸占 50%，还有磷脂、大豆黄酮、生物素。黑豆不会引起高血脂，还有降低胆固醇的作用。中医学认为，黑豆性平味甘，有润肠、补血的功能。

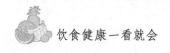

二、参考食谱

（一）应季食谱

1. 羊肉粥　选羊瘦肉 250 克，洗净，切成肉丁，与 1 个萝卜同炖，去膻味。然后取出萝卜，放粳米 150 克熬粥。羊肉性温热，是高蛋白、低胆固醇食品，冬季常食羊肉粥可益气补虚、温中暖下，还能益肾壮阳。

最适宜贫血、慢性胃炎及虚寒证患者食用。

2. 韭菜粥　先把粥煮熟，再将适量韭菜切碎投入，稍煮片刻便可食用。韭菜内含有大量的维生素 A、维生素 B、维生素 C 和钙、磷、铁等物质。熟韭菜甘温补中。

经常食用韭菜粥可助阳缓下、补中通络。适合背寒气虚、腰膝酸冷者食用。

3. 山药茨实薏米汤　每次可选用怀山药 15 克，茨实 15 克，炒薏苡仁 15 克，炒扁豆 15 克，北芪 12 克，白术 10 克，猪排骨 200 克。

先用水浸泡怀山药，以去掉硫黄之味。扁豆、薏苡仁用锅炒至微黄，猪排骨洗净血污并斩件，茨实、北芪、白术用清水洗净，然后将全部用料放进汤煲内，用中火煲 1 个半小时，调味即可。

此汤有健脾醒胃、去湿抗疲劳作用，对于脾虚湿重、精神不振者尤宜。

（二）补气养血汤

1. 当归生姜羊肉汤　羊肉 500 克，当归 30 克，生姜 50 克。羊肉用清水洗净后再用生姜爆炒，当归则以纱布包裹，再与爆炒好的羊肉一起煮汤。

适宜气血亏虚、大病久病及产后的女性食用，对改善痛经、月经不调也有显著效果。

2. 阿胶蜜枣炖鸡　阿胶 15 克，蜜枣 1 个，鸡肉 50 克。隔水炖 1 小时。

补血养血安神的功效，适用于气血虚弱、头晕、失眠、胃痛者食用，男女均宜。

3. 大枣姜汤　大枣性味甘温，具有补中益气、养血安神的作用；生姜性味辛温，具有温中止呕、解表散寒的作用。两者合用，可充分发挥姜的作用，促进气血流通，改善手脚冰凉的症状。此外，生姜重补暖、大枣重补益，对治疗寒凉引起的胃病非常有效。

（三）冬至进补养生食谱

1. 胡桃仁饼　胡桃仁（或核桃仁）50 克，面粉 250 克，白糖少许。

将胡桃仁打为碎末,与面粉混合在一起,加水适量,搅拌均匀,做成薄饼食用。

有补肾御寒,润肠通便的作用,适用于肾虚腰痛腿软,畏寒怕冷,大便干结等肺肾两虚的人群。

2. 参归羊肉 红参10克,当归20克,羊肉500克,调料少许。

将羊肉洗净切块,与红参、当归、调料放入砂锅中,加水适量,用慢火炖煮1~2小时,待水耗干,羊肉熟烂时停火食用。

有益气补血,强体抗寒的作用。适用于体质虚弱,面色苍白,四肢无力,畏寒怕冷等气血两虚的人群。

3. 羊肉萝卜汤 羊肉(瘦)400克,白萝卜300克,香菜10克,酱油2克,黄酒6克,食盐3克,色拉油15克,大葱10克。

(1)羊肉洗净切片,用酱油、绍酒浸入味。

(2)萝卜洗净去皮切片,香菜切碎。

(3)用油将葱、羊肉炒一下,加入适量清水,加萝卜,中火40分钟,下香菜调味。

补虚养身、改善营养不良。

(四)冬季养生药膳

1. 枸杞子羊肉粥 枸杞子30克,羊肉100克,大米150克,葱白、精盐、味精各适量。

将枸杞子洗净。将羊肉洗净,切碎。将大米淘洗干净,与羊肉、枸杞子、葱白一同放入砂锅中,加适量清水,大火煮沸,小火煮成粥即可,食时加味精、精盐。

有养肝阴、温肾阳的功效。

2. 姜汁牛肉饭 鲜牛肉100克,姜汁5克,粳米500克,酱油、花生油各适量。

将鲜牛肉切碎,剁成肉糜状,放碟上,然后加姜汁,拌匀后加酱油、花生油再拌。把粳米淘净放入砂锅中,加适量水,如常法煮饭,待锅中水分将干时,将牛肉倒入米饭,约蒸15分钟,待牛肉蒸熟即成。

有益气和胃,补肾健脾的功效。

3. 荔枝山药莲肉粥 干荔枝15枚,山药、莲肉各15克,粳米150克。

先将前3味洗净,粳米淘净,一同放入砂锅,加适量水,大火煮沸,小火熬煮

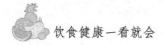

成粥。

有温阳益气之功效。

(五)补水中药茶

1. 马蹄茶　绿茶 5 克,马蹄(荸荠)150 克。

将马蹄洗净,去皮放入淡盐水中浸泡 10 分钟;泡绿茶;浸泡好的马蹄榨汁,取汁备用;将泡好的茶汁(温度随体质)取出,放入马蹄汁中。调匀饮用。每日 1 次。

生津润燥,清热化痰、开胃消食,通便利尿。

提示:体虚腹泻,脾虚怕凉者少饮或不饮。

2. 萝卜茶　大白萝卜 100 克,绿茶 5 克,蜂蜜 25 克。

洗净萝卜,切片煮汁 500 毫升,取汁泡茶,泡后取汁放入蜂蜜,饮用。

理气开胃,清肺热,祛湿化痰。

提示:常腹泻、脾虚、胃寒者慎用。血糖不稳定者可不放蜂蜜。剩余萝卜片,做拌菜食用,理气通便。

3. 雪梨茶　雪梨 1 个,绿茶 5 克,冰糖 10 克。

将洗净的雪梨切碎,加入冰糖煮梨水 500 毫升,取梨汁泡茶,饮用。

除燥润肺,止咳化痰,生津止渴,养阴清热。

提示:体寒脾虚,便溏者慎用。

第三节　冬季健康饮食注意事项

一、以清淡为主

冬季防干燥不仅仅是多喝水,或者多涂点滋润霜那么简单,想要滋润过冬不上火,要有针对性地调整生活习惯,从而达到以内养外的科学调理。养成合理健康的饮食习惯,是从根源上杜绝冬日上火最关键的一步。

1. 以健脾、补肝、清肺为主,应多吃山楂、柚子、石榴、苹果等清润甘酸的水果,加速胃肠蠕动,滋阴润燥。

2. 少吃盐。因为高盐饮食将降低黏膜抵抗疾病的能力,使各种病菌乘虚而入,诱发咽炎。

3. 吃火锅,辛辣餐食时佐以滋润不上火的辅料,如萝卜、豆腐、白菜等,以达到滋润防上火的目的。

二、养生要润肺

我国传统医学早就证明了"以食润燥"的效果,从饮食上调理肺脏的原则看,生津润肺、养阴清燥的食品最适合在冬季食用。

(一)多吃富含维生素 A 和 β-胡萝卜素的食物

比如黄绿蔬菜、蛋类、黄色水果、鲫鱼等,缺乏维生素 A,会使呼吸道上皮和免疫球蛋白的功能受损,容易引起呼吸道感染。

(二)多吃滋阴润肺的食物

如银耳、百合、莲子、梨、藕、萝卜、荸荠、山药、蜂蜜等都是不错的选择。坚果类的食物润肺效果也很好,比如杏仁,其味苦辛、性温,苦味入肺,能降肺气;辛味疏散,可宣肺止痰、止咳定喘。

(三)多喝水

冬天天气干燥,多喝水可以有效预防呼吸系统疾病,千万不能等到口渴时再喝,早晨起来先喝一杯水,这一点尤为重要。

三、饮食中的三个重要比例

(一)主、副食比例

主食与副食的比例是 4:6。主食是指米、面、杂粮等,副食是指肉、蛋、菜等食物。

(二)细、粗粮比例

细粮与粗粮的比例是 4:6。很多人喜欢吃粗粮,认为它营养价值高、入口感觉好,而且对牙齿、面部肌肉等都比较有益。

(三)酸碱比例

酸性与碱性的比例是 4:6。事实上,食物的酸碱性并不是由我们的味觉决定的,而是与它的矿物质含量有关。虽然水果中通常吃起来酸酸的,如柠檬、杨桃,然而它却是碱性食物;又如米饭、面类并无显著的味觉反应,却是酸性食物。若以日常食物分类,大部分动物性食物,属酸性食物,如鱼类、肉类、贝类。此外,大多数谷类、部分坚果类亦属于酸性食物。

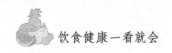

四、多吃"三冬"

(一)冬枣

营养非常丰富,含有天冬氨酸、苏氨酸、丝氨酸等 19 种人体必需的氨基酸,维生素 C 含量尤其丰富,可提高人体免疫力,预防感冒。

(二)冬甘蔗

甘蔗含有丰富的铁、钙、磷、锰、锌等人体必需的微量元素,其中铁的含量特别多,素有"补血果"的美称。入冬后,很多人常会感到头晕嗜睡,反应能力降低,这时如果能吃些生津止渴、润喉去燥的水果,能有助于缓解上述不适感。

(三)冬瓜

冬瓜中的膳食纤维含量很高,每 100 克中含膳食纤维约 0.9 克。膳食纤维含量高的食物对改善血糖水平效果好。另外,膳食纤维还能降低体内胆固醇,降血脂,防止动脉粥样硬化。冬瓜钾盐含量高,钠盐含量低,对高血压患者是不错的食疗佳品。

五、冬季常食的八类食物

(一)水果

包括新鲜的、罐装的(非糖水类)水果。

(二)汤类

包括新鲜的、冷冻的、罐装的(无佐料、脂肪、糖等其他添加剂)清汤。

(三)根茎类

人怕冷与机体无机盐缺乏有关。藕、胡萝卜、百合、山芋、青菜、大白菜等含有丰富的无机盐,这类食物不妨与其他食品掺杂食用。

(四)辛辣食物

辣椒含有辣椒素,生姜含有芳香性挥发油,胡椒含胡椒碱。辣椒可刺激食欲、增进消化,能使心搏加快、末梢毛细血管扩张、流向体表的血液增加,故冬天吃点辣椒可抵御寒冷,并能防止因受潮湿而引起的关节痛、腰腿痛和胃虚寒症。

(五)肉类

以羊肉、牛肉、鹿肉的御寒效果较好。它们富含蛋白质、糖类及脂肪,有益肾壮阳、温中暖下、补气活血之效。吃这些肉可使阳虚之体代谢加快,内分泌功能增强,从而达到御寒作用。

(六)蔬菜

包括新鲜的、罐装的(无佐料、脂肪、糖等其他添加剂)蔬菜;番茄酱。

(七)钙类食物

钙在人体内含量的多少,可直接影响心肌、血管及肌肉的伸缩性和兴奋性。含钙的食物主要包括牛奶、豆制品、海带、紫菜、牡蛎、沙丁鱼、虾等。

(八)蛋氨酸较多的食物

寒冷天气使人对体内蛋氨酸的需求量增大,蛋氨酸可以通过转移作用,提供一系列适应寒冷所必需的甲基。因此,冬季应多摄取含蛋氨酸较多的食物,如芝麻、葵花子、乳制品、酵母等。

六、冬季养生粥

(一)早上喝粥最养人

专家认为,冬天喝粥特别养人。早起空腹胃虚,可以喝一大碗热粥,使肠胃得到滋养,不会增加消化系统的负担,也不会导致肥胖。感冒时也建议多喝热粥,因为喝粥有助人体发汗、散热、祛风寒,能够有效促进感冒的治愈。

(二)老年人不宜天天喝粥

人老了,消化系统衰退了,适当喝粥的确有利于消化,但如果天天如此,反而对身体不利。

(三)粤式粥不适合高血压、糖尿病患者

粤式粥基本上都是咸粥,比如最常见的皮蛋瘦肉粥。这些粥都是加入各种鱼肉、蛋类作为配料,鱼肉、蛋类或多或少地含有盐分。所以,喝这种粥,摄入的总盐量比较多,按 300 克一碗粥来算,一碗粥中就有 3 克盐,对于高血压患者并不合适。由于粤式粥都以白米粥为基础,一碗粥的量又比较大,所以不适合糖尿病患者。

七、冬季煲汤禁忌

(一)忌乱补

一般来说,老年人以补益肾气为主。但具体到个人,又有气虚、阳虚、阴虚、血虚和气血阴阳共虚等多种情况,应视个人体质情况进补。

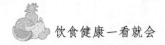

（二）忌过于油腻厚味

对于消化不良者,关键在于恢复脾胃功能。脾胃功能良好,营养吸收才有保证。因此冬补应以容易消化吸收为好。

（三）忌单纯进补

冬补只是养生保健的一个重要方面,但是,单纯靠进补不能达到理想境界,还应当有适当的体育锻炼和脑力劳动,并注意调理好饮食,方有益于养生。

（四）忌偏补

中医学认为"气为血之帅,血为气之母"。冬补切忌一味偏补,而应注意兼顾气血阴阳,防止过偏而引发其他疾病。

（五）忌偏贵

补品并非越贵越好,关键在于对症进补。中医有一句名言:"用之得当大黄是补药,用之不当人参是毒药。"所以冬补忌一味追求补品的珍贵难得,不对症的进补贵重补品,吃多了也未必是好事。

（六）忌流感进补

冬令流感咳嗽时不宜时补,否则后患无穷。

八、冬季煲汤加山药、陈皮更养生

（一）冬季煲汤加山药促进营养吸收

山药是冬季煲汤时最能"锦上添花"的食材,能使肉汤营养加倍,并有利于肉汤中营养素的吸收。比如山药胡萝卜牛肉汤,山药富含多种营养物质,牛肉更是补中益气的佳品,故而此汤不仅口味鲜美,还可以补脾养胃、益肾固精等。

羊肉本身具有良好的温补作用,在羊肉汤中加山药,不但能够驱寒气,还能补虚损、温肾阳、健脾胃、益精气。有补脾益肾、温中暖下之效,同时还能养颜通便。

（二）冬季煲汤放陈皮温胃健脾散寒

在汤里放几片陈皮,不仅能改善味道,还能起到缓解胃部不适、治疗咳嗽痰多的作用。

中医学认为陈皮味辛苦、性温,具有温胃散寒、理气健脾的功效,适合胃部胀满、消化不良、食欲不振、咳嗽多痰等症状的人食用。现代研究表明,陈皮中含有大量挥发油、橙皮苷等成分,它所含的挥发油对胃肠道有温和刺激作用,可促进消化液的分泌,排除肠道内积气,增加食欲。但陈皮偏于温燥,有干咳无痰、口干舌燥等症状的阴虚体质者不宜多食。

九、冬季进补不乱补

由于冬季天气寒冷,为闭藏之季,也是四季中以"补"为主的最好季节。补法中以炖补为佳,因为炖补时间长,有利于营养的析出和消化吸收,而且炖补可以适当加入药材以增强疗效。炖补可根据每个人体质不同选用一些高热量、蛋白质含量高的食物,如羊肉、鸭肉等。

注意五忌:

1. 忌无病进补　无病进补,既增加开支,又伤害自身,使血中胆固醇增多,易诱发心血管疾病。

2. 忌慕名进补　人参是补药中的圣药,所以服用的人较多,但滥服人参会导致过度兴奋、烦躁激动、血压升高及鼻出血。

3. 忌虚实不分　中医的治疗原则是虚者补之,不是虚证患者不宜用补药。虚病又有阴虚、阳虚、气虚、气血虚之分。对症进补才能补益身体,否则适得其反,会伤害身体。

4. 忌多多益善　进补过度对身体也有害,因此,进补要适量。

5. 忌以药代食　如果体质不是特别偏颇,应先以食补为主。

第6章

年龄与健康饮食

对于不同年龄段的人来说,饮食要有针对性,一般幼儿期食物应以细、烂、软为宜,食物品种数量应该逐渐增加。既不要给孩子吃油腻食物,更不要吃刺激性食品;儿童期应选择营养价值高,能被充分消化、吸收、利用的食物;青春期生长发育迅速,代谢旺盛,应供给足够的能量和各种营养素,以满足生长发育的需要;青壮年人主要是保持人体的营养需要与膳食所供给的营养素之间的平衡;中老年时期气血耗伤,肾气渐衰,肝肾不足,易患动脉硬化、冠心病、高血压、糖尿病等;中老年时期应十分注意饮食调养,提倡清淡,温热、熟软,而忌油腻厚味、黏硬、生冷,五味不宜太过,适可而止。

第一节　老年人健康饮食

一、特　点

老年人与青壮年的机体状态有着明显的不同,所以,老年人在饮食养生方面具有特殊的要求。

(一)总热量摄入要低

老年人的基础代谢比青壮年减少 10% ~ 15%,而且老年人的活动均明显少于青壮年人。

(二)脂肪摄入要低

老年人的饮食应清淡,避免摄食高脂肪、高胆固醇食品,特别是不要食用含饱和脂肪酸较多的动物性脂肪和含胆固醇较多的动物内脏。

(三)蛋白质摄入要充足

正常的老年人,每日摄入的蛋白质总量不应少于 60 克。除主食(粮食类)提供的蛋白质外,适量地食用禽蛋、瘦肉是有益的。

（四）维生素摄入要充分全面

维生素包括脂溶性维生素和水溶性维生素两大类。虽然人体每日需要的维生素量很少,但其在生理功能上却有着重要的作用,食品多样化是保证充足维生素的必要条件。

（五）矿物质摄入要适量

老年人对矿物质的需求量有所不同,在摄入时要注意。

（六）膳食纤维的摄入要合适

膳食纤维能够促进肠道蠕动和排便,有预防肠癌和治疗便秘作用。膳食纤维主要存在于蔬菜、水果、糠麸及谷类食品中。

二、原　则

健康饮食要远"三白"近"三黑"。

（一）"三白"指的是盐、糖、脂肪,这三样食物要少吃

盐过多易导致血压增高、血管硬化,还会增加肾脏的负担。一般来说,盐的每日摄入量以 6 克为宜。糖过量摄入容易引起高血压、肥胖、肝功能损伤等。动物脂肪会加剧血管硬化,增加胆固醇。

（二）"三黑"指的是蘑菇、黑木耳、黑米

蘑菇能防癌抗衰,尤其是香菇,对胆固醇有溶解作用,可降血脂、血清胆固醇,预防骨质疏松。黑木耳是天然的抗凝剂,有补血、活血、防治冠心病与动脉硬化的功效,但建议每周只吃 2 次左右;黑米营养丰富,适合腰酸膝软、四肢乏力的老年人。

三、老年人适宜食品

（一）南瓜

吃南瓜可以有效地防治高血压、胆结石、糖尿病及其他肝肾病变,帮助肝、肾功能减弱患者提高细胞再生能力。南瓜中富含的果胶,可以延缓肠道对糖和脂质的吸收,还可以清除体内重金属和部分农药,故有防癌防毒的作用。

（二）花椰菜

花椰菜是含有类黄酮最多的食物之一,除了可以防止感染,还是很好的血管清理剂,能够阻止胆固醇氧化,防止血小板凝结成块,减少心脏病与中风的

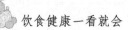

危险。

（三）菠菜

菠菜能清理人体肠胃里的热毒，防治便秘，使人容光焕发。菠菜叶中含有一种类胰岛素样物质，能使血糖保持稳定。菠菜丰富的维生素含量能够防止口角炎、夜盲等维生素缺乏症。菠菜中还含有大量的抗氧化剂，具有抗衰老、促进细胞繁殖作用，既能激活大脑功能，又可增强青春活力，防止大脑老化。

（四）苦瓜

苦瓜虽苦，但食用时味苦性凉，爽口不腻，在夏季食用备感清爽舒适，有清毒滋阴的功效，排毒又养颜。苦瓜泡制成凉茶在夏日饮用，可使人顿觉暑清神逸，烦渴皆消。

（五）胡萝卜

胡萝卜富含β-胡萝卜素，不仅能够保护基因结构，预防癌症，还能改善皮肤，增强视力。

（六）大白菜

常吃白菜有利于祛病延年益寿。大白菜含有矿物质、维生素、蛋白质、粗纤维。从药用功效说，大白菜有养胃、利肠、解酒、利便、降脂、清热、防癌七大功效。

（七）茄子

紫色皮中含有丰富的维生素 E、维生素 P。维生素 P 具有增加毛细血管弹性、改善微循环的作用，对高血压、动脉硬化及坏血病均有一定的预防作用。

（八）芹菜

研究结果表明，经常食用芹菜，不仅有助于降低血脂、血糖，还有防治肥胖症、脂肪肝及高血压病的作用。

（九）大蒜

大蒜不仅能够防治感冒，还能降低胃癌、肠癌风险，增强消化功能。另外大蒜还能很好地净化血管，防止血管堵塞，有效预防血管疾病。

（十）油菜

油菜中含有丰富的叶酸、钙和钾等矿物质。油菜具有活血作用，经常食用可以降低血液黏稠度，有助于保护心脑血管健康。这些营养物质可以增强机体的抵抗力，是人体健康的卫士，最佳长寿菜。

四、老年人健康饮食十二字经

老年人饮食的 12 字真经,即杂食、慢食、素食、淡食、稀食、断食。

(一)杂食

杂食是指饮食品种要多,要吃得杂、吃得全面,才能使人体所需营养均衡,保障身体健康。《黄帝内经》总结出健康饮食指南:"五谷为养,五果为助,五畜为益,五菜为充。"老年人食物多样化、粗细结合、荤素并重、以素为主,才能吃出好的身体。

(二)慢食

慢食顾名思义就是要吃得慢。人到老年后,胃肠功能减弱,而慢食的人,食物经过充分咀嚼更容易消化。此外,研究表明,慢食的人更容易保持苗条。

(三)素食

老年人的饮食要以素食为主,荤素搭配,80% 的素食和 20% 的荤食。古语说:"饮食清淡自然补益之功明显,肥甘厚味则易于伤及脏腑。"

(四)淡食

淡食有三个要求,即少盐、少油、少糖。盐跟高血压的关系非常密切。多吃糖,易使胃肠道出现胀气,从而影响身体对营养物质的吸收。

(五)稀食

稀食是指老年人的饮食要以吃粥为主。俗话说:老人吃粥,多寿多福。

(六)断食

所谓断食就是一段时间内不吃食物,让整个身体系统得到一个休息和重获力量的机会。同时,附着于体内所有器官和组织的废物也可以利用这段"间歇"进行分解和排除的工作。

五、老年人健康饮食误区

(一)长期喝粥

老年人如果长期吃粥,得到的总热量和营养物质不够人体的生理需要,难免入不敷出。粥和药粥虽是养生一法,但不是人人皆宜,除非是身体很虚弱,或是治病需要。

(二)菜煮太烂

生活中,不少老年人喜欢先将蔬菜焯一遍,然后就放水里长时间煮,做成菠

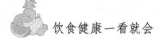

菜汤、白菜汤等。其实这就将蔬菜中不少水溶性的维生素都给煮没了,吃到最后就是吃了点纤维,没有什么营养价值。

(三)钙补得越多越好

年龄在60岁以上的老年人,每天需要摄入800毫克的钙,过量补钙并不能变成骨骼,反而会引起并发症,危害老年人健康。血液中钙的含量必须保持在一定水平,过多或过少都不行。过量补钙,血液中血钙含量过高,可导致高钙血症,并会引起并发症,比如肾结石、血管钙化等。

(四)常吃剩饭剩菜

饭菜里的各种营养素都会随着存放时间延长而逐渐损失,时间越长,损失越多。长时间存放的饭菜,易造成蛋白质变质、脂肪酸败、糖类霉变。

(五)饭菜过于清淡

不少吃素的老年人常出现消瘦或虚胖,并伴有全身乏力、肢体疼痛等症状,其实这是营养不良所致。吃素不能一点荤菜都不吃,饮食应荤素搭配,不偏重于荤也不偏向于素。

(六)动脉粥样硬化者不能吃蛋

长时期以来,人们普遍认为,蛋类尤其是蛋黄的胆固醇含量高,吃了会得高血脂。国内外的专家学者通过实验否定了这种说法,每天给60~80岁的老年人(包括动脉硬化、冠心病患者)吃2个鸡蛋,3个月后,血清胆固醇和血脂均未升高。专家认为,心脑血管患者每天可吃1个鸡蛋。

(七)骨质增生不需要补钙

众所周知,老年人缺钙常表现为骨质疏松,但常常忽视了骨质增生也是缺钙的表现。

(八)没有鳞的鱼胆固醇含量高

不是所有无鳞鱼的胆固醇含量都高,如带鱼每百克含胆固醇76毫克,比有鳞的草鱼(每百克含胆固醇86毫克)胆固醇含量还低。

(九)老年人无须担心体重超标或肥胖

老年人肥胖主要是因为热量摄入过度,囤积在体内转化为脂肪所致。肥胖是一大健康隐患,很容易引发心脏病和糖尿病等。

(十)体重正常者,可以不加节制地吃

专家提示,即使你身材苗条,不健康饮食也会增加多种慢性病危险。比如,富含饱和脂肪的饮食会增加心血管疾病的危险。

六、中老年人健康饮食注意事项

(一)中老年人合理的膳食原则

1. 热量适宜,以能维持标准体重为宜。

2. 膳食中的蛋白质质量要高、数量适宜。每日应饮牛奶250毫升,适量的禽、鱼、瘦肉及豆制品,少量的蛋类。

3. 动物脂肪要少,尽量选用植物油。

4. 供给充足的水果(每日100~200克)、蔬菜(每日400~500克)。

5. 经常能食用一些坚果类、菌藻、粗粮、杂粮。

6. 每日食盐摄入量控制在6克以下。

(二)预防缺钙

随着年龄的增长,老年人的体力活动逐渐减少,吸收钙的能力也随之降低,如果膳食中钙供给不足容易造成骨质疏松。

正常的中老年人每日大约需要钙1000毫克。奶和奶制品是膳食中钙的最好来源,这不仅因为奶中钙的含量高,而且钙、磷比例适宜,还含有丰富的矿物质、乳糖及强化到奶中的维生素D,有利于钙的吸收。

(三)多吃蔬菜

嗜酒和高盐饮食是高血压的危险因素,多吃蔬菜少吃脂肪可以预防高血压。多吃蔬菜水果少吃脂肪是预防高血压简单而有效的方法。

(四)科学晚餐

晚餐过多进食肉类,不但增加胃肠负担,而且会使体内的血液猛然上升,加上人在睡觉时血液速度大大减慢,大量血脂就会沉积在血管壁上,从而引起动脉粥样硬化,患高血压病风险增加。

如果中年人长期晚餐吃得过饱,反复刺激胰岛素大量分泌,往往造成胰岛细胞提前衰老,进而发生糖尿病。

七、蔬菜颜色显示营养

(一)绿色蔬菜

含有丰富的维生素C、维生素B$_1$、维生素B$_2$、胡萝卜素及多种微量元素。

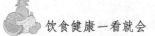

对高血压及失眠者有一定的镇静作用,并有益肝脏。绿色蔬菜还含有酒石黄酸,能阻止糖类变成脂肪。

(二)黄色蔬菜

有韭黄、南瓜、胡萝卜等,富含维生素 E,能减少皮肤色斑,延缓衰老,对脾、胰等脏器有益,并能调节胃肠消化功能。黄色蔬菜及绿色蔬菜所含的黄碱素有较强的抑癌作用。

(三)红色蔬菜

有番茄、红辣椒、红萝卜等,能提高人们的食欲和刺激神经系统的兴奋性。红色食品中含有胡萝卜素和其他红色素一起,能增加人体组织中细胞的活力。

(四)紫色蔬菜

有紫茄子、扁豆等。它们有调节神经和增加肾上腺分泌的功效。最近的研究发现紫茄子比其他蔬菜含更多维生素 P,它能增强身体细胞之间的黏附力,提高微血管的张力,降低脑梗死的概率。

(五)黑色、白色蔬菜

黑色蔬菜有黑茄子、海带、黑香菇、黑木耳等,能刺激人的内分泌和造血系统。黑木耳含有一种能抗肿瘤的活性物质,可防治食管癌、肠癌、骨癌。白色蔬菜有茭白、莲藕、竹笋、白萝卜等,对调节视力和安定情绪有一定的作用,对高血压和心肌病患者有益处。

八、饮食预防老年健忘症

(一)心脾两虚

表现为健忘失眠,多梦易醒,神疲肢倦,少气懒言,头晕眼花,面色少华,心悸心慌,食少腹胀,大便稀烂等症。治疗宜益气健脾、养心安神为主。药膳可用:

1. 银耳大豆红枣鹌鹑蛋羹

材料:银耳 15 克,大豆 100 克,红枣 5 枚,鹌鹑蛋 6 个。

制作:银耳用清水泡发 20 分钟后,洗净,撕成小块;鹌鹑蛋煮熟后去壳。在锅内加入适量清水,大豆和红枣用清水洗干净后,与银耳一同放入锅内,文火炖至烂熟,起锅前再把鹌鹑蛋加入,稍煮片刻后,根据个人不同口味,可适当加入少许食盐或白糖调味,饮汤吃物。每日 1 次,可常服食。

2. 柿饼红枣桂圆蜜饯

材料:柿饼100克,红枣30克,桂圆肉15克,党参25克,黄芪25克,山药30克,莲子25克,陈皮10克,蜂蜜、红糖各适量。

制作:柿饼切四瓣,莲子去皮、心,党参、黄芪捣碎,鲜山药去皮、切片。将上述原料装入瓷罐中,加入适量红糖、蜂蜜和少量水,上锅用文火隔水蒸2~3小时。若有汤汁,再用文火煎熬,浓缩至蜜饯状,凉后即可食用。每日食2~3次,每次1~2匙。可常服食。

(二)肾精亏虚

表现为健忘失眠,头晕心悸,耳鸣眼花,精神萎靡,腰膝酸软,夜尿频多或遗尿等症。治疗宜补肾活血、益脑安神为主。药膳可用:

1. 山楂首乌熟地炖猪脑

材料:山楂30克,何首乌20克,熟地黄30克,猪脑2个。

制作:将猪脑剔去血筋、洗净,加入以上三味药材,同放入砂锅中,加适量清水,锅盖盖严,文火慢炖。炖至熟烂后,加入少量食盐、味精调味,饮汤吃肉。每周可服食1~2次,可经常服用。

2. 核桃枸杞山楂汤

材料:核桃仁50克,枸杞子30克,山楂30克,菊花12克,白糖适量。

制作:将核桃仁洗净后,磨成浆汁,倒入瓷盆中,加清水稀释、调匀,待用。山楂、菊花洗净后,水煎两次,去渣合汁1000毫升。将山楂、菊花汁同核桃仁浆汁一同倒入锅内,加白糖搅匀,置火上烧至微沸即成。代茶常饮,连服3~4周。

(三)瘀痰交阻

表现为健忘失眠,头重、头沉如蒙,或头痛且痛有定处,困倦嗜睡,手足麻木乏力,胸闷痰多,恶心欲呕等症。治疗宜活血化痰、醒神开窍为主。

1. 田七党参黄芪炖鸡汤

材料:党参30克(或西洋参10克),黄芪30克,三七10克,酸枣仁20克,1~1.5千克重的鸡1只。

制作:鸡宰杀后,去毛洗净,剔去内脏,切成小块,与党参、黄芪、三七、酸枣仁同入锅,加适量清水,小火慢炖1~2小时后,加入食盐、味精调味。吃肉喝汤,分顿食用。每日1次,连服10~15天。

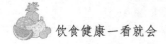

2. 天麻山楂荷叶排骨汤

材料：天麻 15 克,山楂 15 克,荷叶半张,排骨 500 克。

制作：将山楂洗净、切丝,天麻洗净后切成薄片,荷叶洗净后撕成细丝,排骨斩成小块,以上四味共入砂锅内,小火炖 1～2 小时。待炖至肉烂脱骨时,加入适量食盐、味精,调味后即可佐餐食用。每日 1 次,可常服食。

第二节　上班族养生法则

一、办公室健康饮食

（一）纤维素——五谷

五谷类所含的丰富糖类,能提供日常活动所需的能量,此外它们含很多的纤维素,有助胃肠蠕动,帮助消化。

（二）维他命——蔬果

美国癌症研究学院报告指出,天天吃大量蔬菜和水果,补充维他命和矿物质,可以预防约 60% 的癌症。

食物来源：水果包括木瓜、橙、苹果及草莓;蔬菜包括菠菜、生菜、白菜、花椰菜、西蓝花和番茄等。

（三）钙质——奶类、豆类

摄入钙质可坚固牙齿及骨骼,预防骨质疏松症。因此奶豆类是适宜天天食用的营养食品。

食物来源：脱脂奶、豆奶、芝士、豆腐、各种豆类及豆制品。

（四）铁质——肉类

动物性蛋白质的食物含丰富的铁质,可助身心保持精力充沛,提高大脑的专注及集中能力。

二、合理早餐很重要

早餐要吃好,午餐要吃饱,晚餐要吃少。营养学家建议,早餐应摄取约占全天总能量的 30% ,午餐约占 40% ,晚餐约占 30% 。而在早餐能量来源比例中,糖类提供的能量应占总能量的 55% ～65% ,脂肪应占 20% ～30% ,蛋白质占 11% ～15% 。

（一）早餐原则

1. 补充蛋白质和钙质　奶类除了提供蛋白质,还是钙质很重要的来源。把牛奶当作每天早餐的饮品,比喝其他含糖饮料要营养得多。如果不喜欢喝牛奶或有乳糖吸收障碍,可以尝试喝些自制的豆浆。

2. 早餐食物搭配不单一　早餐的食物组合很多,但不要单吃一种营养素,至少要包含糖类(如土司,馒头,稀饭),蛋白质(如蛋类,三文鱼,豆腐等),早餐奶,当然,如果能再加上些蔬菜、水果营养就更均衡了。

3. 早餐尽量清淡　早餐过于油腻会造成胃肠的负担,而且还会导致高血脂。

4. 早餐多样化　很少有人受得了每天只吃一样的早餐。其实只要多花些心思,做些不同的搭配,早餐可以有很多变化。鸡蛋可以水煮、油煎,或是清蒸等,牛奶可以泡麦片,也可以泡饼干。这样的安排可以摄取到不同食物,多种营养素,更易达到营养的均衡。

（二）营养健康早餐食谱

1. 面包＋牛奶　这是大多数上班族的选择,既方便又节省时间,而且基本构成都有了。其中的面包建议选择全麦面包,以便摄入更多的纤维,既可以降低血脂,又能通便。还可以在面包中加入生菜叶、火腿、奶酪、黄油,或者在牛奶中加一点糖。

2. 油条＋豆浆　在这份早餐中,油条属于主食类食品,豆浆是植物蛋白,所以糖类和蛋白质类的食物都有了,基本能够满足一个上午的能量消耗。豆浆中不要加入太多的糖。此外,豆浆中水分多,蛋白含量低,或将豆浆换成豆腐脑,这样蛋白质的含量就基本够了。

3. 香蕉早餐卷　往一片全麦面包上刷两勺天然花生酱,卷上一个香蕉,这样的一个早餐会让你吃得美美的,而且也很营养。

三、白领亚健康的食疗方法

白领中亚健康人数的比例正逐渐加大,工作压力大和生活的不规律是主要原因。除此之外就是饮食,因此白领要关注自己的饮食。

（一）失眠烦躁健忘

多吃富含钙、磷的食物。含钙多的如大豆、牛奶、鲜橙、牡蛎;含磷多的如菠

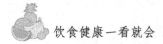

菜、栗子、葡萄、鸡、土豆、蛋类。

(二)神经敏感

神经敏感的人适宜吃蒸鱼,但要加点绿叶蔬菜,因为蔬菜有安定神经的作用。吃前先躺下休息,松弛紧张的情绪,也可以喝少许葡萄酒,帮助肠胃蠕动。

(三)体瘦虚弱

体瘦虚弱的人适宜吃炖鱼。在吃前最好小睡一会儿。人们都习惯饭后睡觉,这是不正确的习惯,应改为饭前睡一会儿,因为吃了饭再睡,人会觉得越来越不舒服。

(四)筋疲力尽

可嚼些花生、杏仁、腰果、胡桃等干果,对恢复体能有神奇的功效,这些食品含有大量丰富的蛋白质、B族维生素、钙和铁,以及植物性脂肪,却不含胆固醇。

(五)眼睛疲劳

在办公室里整天对着电脑,眼睛总是感到很疲劳,可在午餐时点一份鳗鱼,因为鳗鱼含有丰富的人体所必需的维生素 A。另外,吃些韭菜炒猪肝也有此功效。

(六)大脑疲劳

坚果,即花生、瓜子、核桃、松子、榛子等对健脑、增强记忆力有很好的效果。另外,坚果内还含有特殊的健脑物质如卵磷脂、胆碱等,所以对脑力劳动者来说,它的营养、滋补作用是其他食物所不能比的。

(七)压力过大

维生素 C 具有平衡心理压力的作用。当承受强大心理压力时,身体会消耗比平时多8倍的维生素 C,所以要尽可能地多摄取富含维生素 C 的食物,如清炒菜花、菠菜、芝麻、水果等。

(八)脾气不好

钙具有安定情绪的效果,牛奶、乳酸、奶酪等乳制品及小鱼干等,都含有极其丰富的钙质,有助于消除火气。萝卜适于顺气健胃,对气郁上火生痰者有清热消痰的作用,最好生吃,也可做萝卜汤。

(九)注意力不集中

应补充维生素 C 及维生素 A,增加饮食中的果蔬数量,少吃肉类等酸性食物。富含维生素 C 及维生素 A 的食物有辣椒、鱼干、笋干、胡萝卜、牛奶、大枣、田螺、卷心菜等。

四、饮食七成饱，远离"亚健康"

（一）现代人的亚健康

1. 肥胖　现代人常吃高脂肪高蛋白的食物，消化起来很困难，多余的"营养物质"堆积在体内，易得肥胖和一系列富贵病。晚餐吃得过饱时，多余的热量合成脂肪在体内储存，可使人发胖。

2. 多梦　晚餐过饱，鼓胀的胃肠会对周围的器官造成压迫，使大脑相应部位的细胞活跃起来，诱发各种各样的噩梦。

3. 疲劳　吃得过饱，会引起大脑反应迟钝加速大脑的衰老。饱食后，血液进入肠胃系统去"工作"了，使人处于疲劳状态，昏昏欲睡。

4. 胃病　吃得过饱所带来的直接危害就是胃肠道负担加重，消化不良。

5. 神经衰弱　晚餐过饱，鼓胀的胃肠会对周围器官造成压迫，使兴奋的"波浪"扩散到大脑皮质其他部位，诱发神经衰弱。

（二）如何做到饮食七成饱

1. 把握好吃饭的时间，最好在感到有点饿时开始吃饭，而且每餐在固定时间吃，这样可以避免吃得又多又快。

2. 吃饭至少保证 20 分钟，这是因为从吃饭开始，经过 20 分钟后，大脑才会接收到吃饱的信号。

3. 每口饭都要咀嚼 30 次以上。

4. 用小汤勺代替筷子，减慢速度。

5. 多吃凉拌菜和粗粮。

第三节　青少年营养与健康

营养是保证正常生长发育和成熟的物质基础，要适应并满足增长的需要，使身体健康，主要取决于各种营养素的供给是否充足，搭配是否合理。

一、营养素需要量

根据不同年龄、性别、生理状况和劳动强度的标准来制定每日膳食营养素

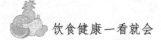

供给量,在这里简单地介绍一下青少年时期能量及营养素的需要量。

(一)能量

青少年对能量的需要与生长速度是成正比的,生长发育需要的能量为总量供给的 25%~30%,一般来说青少年期的能量需要超过从事体力劳动的成人,推荐的能量供给为 9.6~11.7 千焦/日(2300~2800 千卡/日)。

(二)蛋白质

青少年摄入蛋白质的目的是用于合成自身的蛋白质以满足迅速生长发育的需要。因此,蛋白质供能应占总能量供给的 13%~15%,为 75~90 克/日。

(三)矿物质及维生素

青少年需储备钙 200 毫克/日左右,推荐的供给量为 1000~1200 毫克/日。女性青少年膳食铁的推荐量为 20 毫克/日,男性 15 毫克/日。锌的推荐供给量为 15 毫克/日。

二、青少年健康饮食注意事项

(一)适量

七八成饱就行,不能吃得过饱的原因主要是避免消化道负担加重分流体内血液,以保证大脑有足够的血液供应。另外,长期吃得过饱,会损坏肠胃,引起肠胀气,从而损坏肺部和心脏功能。

(二)荤素搭配

鱼、肉、蛋等属于酸性的食物,人体若食用酸性食物过多,就会出现"酸中毒",易使人疲劳、抵抗力降低、思维能力下降、记忆力减退,发生神经衰弱综合征。一份荤必须与三份素菜搭配,达到酸碱比例合适。

(三)慎补

不可迷信补品,人的智力受许多因素的影响,营养只是诸多因素之一,而各类天然食物中已经包含了人体所需的各种营养素,只要不挑食、不偏食,均衡地吃好一日三餐,就能满足需要。

(四)多喝水

孩子复习、考试期间正是炎热夏季,天热影响胃液分泌,降低消化能力,加上睡眠不足,损耗津液,食欲会大大减少。每天要保证 1500~2000 毫升的水分摄入量,充足的水分可确保血液循环顺畅,这样大脑工作所需的氧才能得到及时供应。

三、可以缓解考试压力的食物

（一）牛奶

钙是天然的神经系统稳定剂。备战考生要注意选择含钙高的牛奶、酸奶、虾皮、蛋黄等食物,有安定情绪的效果。

（二）香蕉

香蕉能产生5-羟色胺,使人的心情变得安宁、快乐、愉快舒畅。

（三）番茄和柑橘

富含维生素C的食品,可以起到平衡心理压力的效果。维生素C的主要来源为新鲜蔬菜和水果,其中柑橘类水果和番茄是维生素C的最佳来源。

（四）小米粥

小米富含人体所需的氨基酸及其他优质蛋白质,各种矿物质、维生素等。可以调节内分泌,平衡情绪,舒缓精神。

（五）红茶

科学研究发现,每天饮用红茶,有利于舒缓神经。

四、学龄前儿童膳食建议

（一）食物多样,谷类为主

谷类食物是人体能量的主要来源,也是我国传统膳食的主体,可为儿童提供糖类、蛋白质、膳食纤维和B族维生素等。学龄前儿童的膳食也应该以谷类食物为主体,并适当注意粗细粮的合理搭配。

（二）新鲜蔬菜和水果

在制作儿童膳食时,应注意将蔬菜切小切细以利于儿童咀嚼和吞咽,同时还要注重蔬菜水果的品种、颜色和口味的变化,可引起儿童多吃蔬菜水果的兴趣。儿童膳食中尽量选择新鲜水果,不要用果汁代替水果。

（三）鱼、禽、蛋、瘦肉

鱼、禽、蛋、瘦肉等动物性食物是优质蛋白质、维生素A、维生素D、铁、锌等矿物质及长链多不饱和脂肪酸的良好来源。儿童每日膳食中都应安排适量的动物性食物。建议多采用煮、蒸、炖、烧、煨等烹调方法。

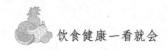

（四）每天饮奶，常吃大豆及其制品

奶类营养成分齐全、易于消化吸收、营养价值很高，是优质蛋白质和钙的最佳来源，维生素 A、维生素 B_2 的含量也非常丰富。应该鼓励学龄前儿童每日饮奶，最好每天饮用 300～400 毫升鲜牛奶、酸奶或者相当量的奶粉等。大豆也是蛋白质的良好来源，还富含不饱和脂肪酸、钙及维生素 B_1、维生素 B_2、烟酸等。

对于乳糖不耐受的儿童，可以采取以下对策：①改吃低乳糖奶制品或酸奶；②可用少量多次饮奶的方式，逐渐加大饮奶量；③先吃主食，避免空腹饮奶；④饮奶前服用乳糖酶。

酸奶是以鲜牛奶为原料，加入乳酸杆菌发酵而成的，牛奶中原含有的乳糖经发酵后被转变为乳酸，易于消化，具有甜酸风味，其营养成分与鲜奶相同，尤其对乳糖不耐受的儿童更为适宜。

（五）膳食清淡少盐

为学龄前儿童烹调加工食物时应尽可能保持食物的原汁原味，清淡、少盐、少油脂，少用辛辣刺激性调味品，让儿童养成对食物天然味道的喜爱，有利于避免偏食和挑食。

（六）食量与体力活动要平衡

进食量与体力活动是控制体重的两个主要因素。如果进食量过大而活动量不足，则多余能量就会在体内以脂肪的形式沉积，使体重增加，久之引起肥胖；相反，若长期食量不足，活动量又过大，则会由于能量不足而引起消瘦，造成活动能力和注意力下降。所以儿童需要保持食量与能量消耗之间的平衡。

（七）合理安排儿童饮食

一日三餐加 1～2 次点心，定时、定点、定量用餐；经常变换食物花样、调整口味；轻松、愉快、温馨的进餐环境有利于培养良好的饮食习惯。

（八）食物清洁卫生

注意儿童的进餐卫生，包括进餐环境、餐具和供餐者的健康与卫生状况。集体用餐的幼儿园要提倡分餐具，以减少疾病传播的机会。

五、婴幼儿饮食原则

婴幼儿断奶后每日需要热量 1100～1200 千卡，蛋白质 35～40 克，需要量较大。由于婴幼儿消化功能较差，不宜进食固体食品，应在原辅食的基础上，逐渐增添新品种,逐渐由流质、半流质饮食改为固体食物,首选质地软、易消化的食物。

主食应给予稠粥、烂饭、面条、馄饨、包子等,副食可包括鱼、瘦肉、肝类、蛋类、虾皮、豆制品及各种蔬菜等。主粮为大米、面粉,每日约需 100 克,随着年龄增长而逐渐增加;豆制品每日 25 克左右,以豆腐和豆干为主;鸡蛋每日 1 个,蒸、炖、煮、炒都可以;肉、鱼每日 50～75 克,逐渐增加到 100 克;豆浆或牛乳,每日 500 毫升,1 岁以后逐渐减少到 250 毫升;水果可根据具体情况适当供应。

断乳后婴幼儿进食次数,一般每日 4～5 餐,分早、中、晚餐及午前点、午后点。早餐要保证质量,午餐宜清淡些。例如,早餐可供应牛乳或豆浆、蛋或肉包等;中餐可为烂饭、鱼肉、青菜,再加鸡蛋虾皮汤等;晚餐可进食瘦肉、碎菜面等;午前点可给些水果,如香蕉、苹果片、鸭梨片等;午后为饼干及糖水等。每日菜谱尽量做到多轮换、多换新,注意荤素搭配。

六、婴幼儿饮食禁忌

(一) 忌咀嚼喂养

咀嚼喂养是一种不卫生的习惯,那样会将大人口中的致病微生物如细菌、病毒等传染给孩子,而孩子抵抗能力差,很容易因此而引起疾病。

(二) 忌硬、粗、生

婴幼儿咀嚼和消化功能尚未发育完善,消化能力较弱,不能充分消化吸收营养,因此,供给的辅食或饮食应软、细、熟,如将蔬菜挤出菜汁、切成菜泥,瘦肉切成肉末等。

(三) 忌饮食单调

为了增进婴幼儿的食欲和避免偏食,保持充分合理的营养,在可能情况下,应使食物品种丰富多样,色、香、味俱全,主食粗细交替,辅食荤素搭配,每天加 1～2 次点心。这样,既可以增进孩子的食欲,又可达到平衡膳食的目的。

(四) 忌盲目食用强化食品

盲目地选购各种各样的强化食品给婴幼儿食用,就有发生中毒的危险。家长应仔细阅读食品外包装上所标明的营养素含量。

(五) 忌强填硬塞

家长应多尊重孩子的意愿,食量由他们自己定,不要强迫孩子进食,否则,孩子吃腻了就会产生逆反心理,过于强求还容易使孩子产生消化不良。

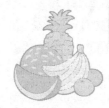

第7章

性别与健康饮食

中医学认为,男性与女性的生命周期不一样,男性以阳气为主,女性以阴血为主。由于男女两性身体结构不同、生理机制各异,因此,健康饮食应有所侧重。

第一节　男　性

一、特　点

(一)合理营养,平衡阴阳

科学的膳食搭配,能促进人体阴阳的调和,从而使情、气、神得到保养,达到强壮身体、减少疾病、增进健康、延年益寿的目的。

(二)适量饮食,延年益寿

男性饮食的正确搭配观不仅应包括营养的均衡,还应包含饮食的适度,只有适度饮食,才能使男性正气旺盛,从而增强抗病能力。男性的饮食必须遵循"两少一多"的原则,即少肥腻、少热饮、多热量。

二、原　则

(一)食用一定量的铬

铬有助于促进胆固醇的代谢,增强机体的耐力,另外,它在一定身体条件下还可以促进肌肉的生成,避免多余脂肪。中年男子一天至少需要 50 微克的铬,而那些活动量较大的男士一天则需要 100 ~ 200 微克的铬。啤酒酵母、干酪、蛋、肝、苹果皮、香蕉、牛肉、面粉、鸡肉及马铃薯等为铬的主要来源。

(二)食用富含植物纤维素的食物

植物纤维素的主要作用在于能加速肠的蠕动,降低胆固醇和某些胆盐,减少血液中的葡萄糖和脂酸,有降压的作用。还可消灭某些致癌物质,避免患直肠癌。

(三)食用含维生素食物

1. 维生素 A 有助于提高人的免疫力,预防癌症,保护人的视力。

2. 维生素 B_6 有助于提高人的免疫力。维生素 B_6 可以预防皮肤癌、肾结石。

3. 维生素 C 的主要作用在于提高人的免疫力,预防癌症、心脏病、中风、白内障、保护牙齿和牙龈,有助于伤口的愈合,抗哮喘,治疗男性不育症。

4. 维生素 E 可降低胆固醇,消除身体内的垃圾,预防白内障。

(四)食用含矿物质食物

1. 镁有助于调节人的心脏活动,降低血压,预防心脏病,提高男士的生育能力。含镁较多的食物有大豆、核桃仁、燕麦和海产品。

2. 锌可以保证男人的性功能,治疗阳痿,另外,它还有助于提高人的抗病能力。

三、男性的养生秘诀

(一)呵护肝脏少喝酒

对于男性来说,对肝脏的伤害,首要因素就是酒精。护肝先从戒酒开始,除少量红酒,白酒、啤酒都不宜多饮。

(二)保护前列腺多吃葱蒜、喝红酒

美国国家癌症研究院的一项研究表明,每天大蒜或葱的摄入量超过 10 克的人,比摄入量小于 2 克的人患前列腺癌的风险降低 50%。另外,每天喝一两杯红酒能帮助男性减少患前列腺癌的风险。

(三)绕开肺癌首要条件是戒烟

有研究显示,30 岁以前戒烟能使肺癌的风险降低 90%,戒烟 5 年后,由于吸烟所致的口腔和食管肿瘤风险也会降低一半。

(四)关照结肠少吃肉

威胁结肠健康的因素依次是:吃肉过多、缺少运动、膳食纤维摄入较少。保证每天充足的蔬菜和谷物摄入很有必要。

(五)强肾要多喝水多吃蓝莓

英国肾脏研究中心研究发现,每天至少喝两升的水,患肾病的概率就会降

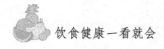

低80%。蓝莓中富含抑制细菌在膀胱组织附着的物质。

四、男性必须多吃的食品

（一）豆制品、花生等富含精氨酸的食物

精氨酸是精子形成的必需成分，它可以促进体内一氧化氮的释放，起到放松血管和增加血流的作用，从而增进男性性欲。

（二）大蒜、韭菜等葱属类蔬菜

这类蔬菜不仅具有强大的杀菌能力，还有助于维生素 B_1 的吸收，促进糖类新陈代谢、缓解疲劳。有研究发现，葱属类蔬菜吃得多的男性得前列腺癌的风险降低一半。

（三）西蓝花、白萝卜等十字花科蔬菜

这类蔬菜中含有异硫氰酸酯莱菔硫烷（SFN），它可以杀灭癌细胞、降低癌症的发生风险。生吃或稍微煮一下吃最好。

（四）沙丁鱼、三文鱼等富含 ω-3 脂肪酸的食物

ω-3 脂肪酸具有防止血液凝结、降低三酰甘油等作用，对心血管特别有益。

（五）番茄、西瓜等富含番茄红素的食物

番茄红素能清除前列腺中的自由基，保护前列腺组织，对预防前列腺癌、结肠癌和直肠癌等癌症有显著功效。需要提醒的是，番茄红素是脂溶性的营养素，因此番茄最好熟着吃，吃西瓜时最好能搭配全脂酸奶。

（六）牡蛎、瘦肉等富含锌的食物

锌不仅是雄性激素合成的必需品，同时也负担着保护前列腺的重任。含锌较为丰富的食物有水产品（尤其是贝壳类海鲜，如牡蛎、虾等）、瘦肉类、动物内脏、坚果等。

第二节　女　性

一、特　点

（一）各年龄段饮食

1. 20～30岁——饮食低盐，补充叶酸　在这个阶段如果缺钙，会增加骨质疏松症的概率。这个年龄层的女性每餐不得摄入超过2.5克的盐量（或一天不得超过 6 克）。而叶酸对于想要宝宝的女性尤为重要,因为它能够防止脊柱裂的发生。最好每餐都保证有蔬菜。叶酸首选来源是谷物早餐,还有深色蔬菜和橘子。

2. 30 ~ 40 岁——多补铁,多运动　女人 40 岁以后,身体新陈代谢的速度开始缓慢下滑,有一个关键的原因就是许多女性到了中年缺少运动。此外,铁元素从肝脏和瘦肉摄取,每天吃肉约 100 克即可。

3. 40 ~ 50 岁——高钙低脂低糖低热量　胆固醇高、高血压、2 型糖尿病等是这个年龄群体的常见病。这时期的女性注意摄取含钙高的低脂食物是必要的。也可以通过在日常生活中做一些身体力行的运动例如慢走,使骨质更坚硬。摄入软骨素和葡萄糖酸钙缓解关节疼痛,避免其受到更多的伤害。

4. 60 岁以上——补充维生素　这个时期的女性必须保证摄入大量富含维生素 B_{12} 的食物。另外,钙元素和维生素 D 有益于骨骼健康。

(二)排卵期饮食

排卵期应多吃水果,不要吃刺激性食品。多次出现排卵期出血,症状轻微者可经自我调养而愈,可多食龟、鳖、鱼、虾、乌骨鸡、黑芝麻、鸡蛋、蘑菇及新鲜蔬菜水果等清补之品,少食油炸煎炒、辛辣香燥助火之品,避免荤腥油腻、过甜食品。

二、原　则

1. 少吃寒性、生冷食物。

2. 保持饮食清淡。

3. 摄取足够维生素:多摄取富含维生素的蔬菜和水果,如小白菜、油菜、柿子椒、番茄、胡萝卜、卷心菜、菜花、柑橘、苹果等,可提高人体免疫功能,增强人体的抗病能力。

4. 摄取足够的蛋白质和含钾的食物。可多摄入鱼、肉、鸡、低脂奶制品等富含蛋白质的食物。同时应适当多摄入富含钾的食物,如水果、豆类、海带、紫菜、瓜子等,因钾具有维持细胞水分、增强机体活力的功能。

5. 饮食结构要合理调配:营养构成应以高热量为主,除谷类制品外,还应选用豆类、芝麻、花生、核桃等食物,以便及时补充能量。要合理安排三餐,养成在一天较早的时候摄取大部分热量的习惯,理想的安排是:早餐摄入热量多、中

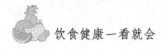

餐次之、晚餐最少。

三、孕期饮食

（一）孕期饮食需求

1. 合理全面的营养。提供胚胎各器官发育需要的各种营养素,同时还应考虑"早孕反应"的特点,适合孕妇的口味。

2. 保证优质蛋白质的供应,孕早期胚胎的生长发育,母体组织的增大均需要蛋白质,此时蛋白质、氨基酸缺乏或供给不足可引起胎儿生长缓慢,甚至造成畸形。

3. 适当增加热能的摄入。应适当增加糖类的摄入量,保证胎儿的能量需要。每天至少摄入150克以上的糖类,以免因饥饿而使体内血液中的酮体蓄积,被胎儿吸收后,对大脑的发育产生不良影响。

4. 确保矿物质、维生素的供给。为了补充足够的钙质,应多进食牛奶及奶制品,不喜欢喝牛奶的人可以喝酸奶、吃奶酪或喝不含乳糖的奶粉等。

5. 应注意少量多餐,食物烹调清淡,避免食用过分油腻和刺激性强的食物。

6. 孕期不要节食,体重的合理增加是健康怀孕的最好标志之一。

7. 不吃生鱼寿司、生牡蛎等食品,生海鲜(例如牡蛎、没煮过的寿司)。这些食物都可能是细菌的来源。

（二）孕期饮食禁忌

1. 辛辣热性作料　辣椒、花椒、胡椒、小茴香、八角、桂皮、五香粉等容易消耗肠道水分而使胃肠分泌减少,造成胃痛、痔疮、便秘。便秘时孕妇用力屏气解便,使腹压增加,压迫子宫内的胎儿,易造成胎动不安、早产等不良后果。不少孕妇较喜欢吃酸山楂,但是山楂对子宫有兴奋作用,过量食用可使子宫收缩导致流产,所以要少吃。

2. 有兴奋作用的饮食　含咖啡因的饮料和食品,咖啡因还会通过胎盘进入胎儿体内,影响胎儿发育。茶叶含有较丰富的咖啡因,饮茶将增加孕妇的心跳速度,加重孕妇的心、肾负担,不利于胎儿的健康发育。

3. 甜食　糖类在人体内的代谢会消耗大量的钙,孕期钙的缺乏会影响胎儿牙齿、骨骼的发育。

4. 味精　主要成分是谷氨酸钠,血液中的锌与其结合后便从尿中排出,味精摄入过多会消耗大量的锌,不利于胎儿神经系统的发育。

5. 人参、桂圆等补品　孕妇多数阴血偏虚,食用人参会引起气盛阴耗,加重早孕反应、水肿和高血压等;桂圆辛温助阳,孕妇食用后易动血动胎;所以不宜食用。

6. 滥用补药　常服人参蜂王浆、洋参丸、宫宝等会损伤孕妇和腹中胎儿。

四、女性适宜食品

(一)西蓝花

就各种蔬菜而言,西蓝花的营养价值首屈一指,是蔬菜养生之冠。西蓝花维生素 C 含量非常丰富,维生素种类非常齐全,尤其是叶酸的含量丰富,它还具有抗癌功效,其养生功效已经被世人认可,堪称美味的蔬菜良药。

(二)辣椒

辣椒等辛辣食品属于常用调料,同时也是抵御辐射的天然食品。

(三)大蒜

大蒜是烹饪中不可缺少的调味品。大蒜中含硒较多,并且大蒜的抗氧化作用优于人参。因此适量吃些大蒜有助于减少辐射损伤。

(四)番茄

番茄中含有胡萝卜素和番茄红素,有助于展平皱纹,使皮肤细嫩光滑。还有丰富的抗氧化剂,具有明显的美容防晒抗衰老的效果。番茄红素通过猝灭侵入人体的自由基,在肌肤表层形成一道天然屏障,有效阻止外界紫外线、辐射对肌肤的伤害,并可促进血液中胶原蛋白和弹性蛋白的结合,使肌肤充满弹性。

(五)绿豆

绿豆是夏季养生饮食中的上品,其营养丰富,可做豆粥、豆饭、豆酒,或做绿豆糕,或发芽做菜,故有"食中佳品,济世长谷"之称,绿豆还是提取植物性超氧化物歧化酶 SOD 的良好原料,具有很好的抗衰老功能。同样绿豆还具有清热解毒作用,能有效地对抗炎症及上火引起的痘痘。

(六)黑芝麻

中医学理论认为,黑色入肾,"肾主骨升髓通于脑",各种辐射危害主要影响人体大脑和骨髓,亦使人免疫系统受损。多吃补肾食品可增强机体细胞免

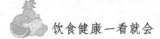

疫、体液免疫功能,能有效保护人体健康。

(七)绿茶

绿茶中的茶多酚是抗辐射物质,可减轻各种辐射对人体的不良影响。茶叶中还含有脂多糖,能改善机体造血功能,升高血小板和白细胞等。

(八)黑木耳

黑木耳中的胶质可把残留在人体消化系统内的灰尘、杂质及放射性物质吸附,集中起来排出体外,从而起到清胃、涤肠、防辐射的作用。

(九)鱼肉

鱼肉中含有大量优质的蛋白质,对肌肤的弹性纤维构成能起到很好的强化作用,尤其对压力大、睡眠不足等精神因素导致的早期皱纹,有奇特的抗衰老功效。常吃鱼还有养肝补血、泽肤养发的功效。

(十)牛奶

牛奶中含有丰富的钙、维生素 D 等多种营养成分,它们能滋润肌肤,保护表皮、防裂、防皱,使皮肤光滑柔软白嫩,使头发乌黑减少脱落,从而起到护肤美容作用。

五、健康饮食可改善女性性格

(一)情绪不稳定者

因长期缺钙,造成心神不定,可多吃一些含钙、磷较多的食物,如大豆、牛奶、苋菜、炒南瓜子、海带、木耳、虾米等。

(二)喋喋不休者

大脑中缺少维生素 B,需要多吃粗粮,或牛奶加蜂蜜,常饮用会有好的效果。

(三)易怒者

多因缺钙和维生素 B,遇到不顺心的事,极易激动,甚至暴跳如雷。应减少盐分及糖分的摄取。可以多吃些含有钙质的牛奶及海产品。

(四)怕事者

主要是缺少维生素 A、维生素 B、维生素 C,宜多吃辣椒、笋干、鱼干等。也可能因为食酸性食物过量,应多吃瓜果蔬菜。

(五)怕交际者

自我封闭、怕交际者,多属于神经质兼冷漠,故宜多饮用蜂蜜加果汁,并可饮用少量的酒。

（六）优柔寡断者

处事多优柔寡断者,应多食肉类,同时加水果、蔬菜。

（七）消极依赖者

平时遇事缺乏胆略和勇气。应适当节制甜食,多吃含钙和维生素 B_1 较为丰富的食物。

（八）做事虎头蛇尾者

这种人通常缺乏维生素 A 和维生素 C,应多吃猪肉、牛肉、羊肉、牛羊奶、鸡鸭蛋、河蟹、田螺等食物,还要多吃富含维生素 C 的辣椒、大枣、猕猴桃、山楂、油菜、豇豆等。

（九）固执者

为人处事多固执者,应减少肉类食物,但可多吃鱼,并尽量生吃;蔬菜以绿黄色为主,少吃盐。

（十）焦虑不安者

应多吃富含钙质和 B 族维生素的食品,并要多吃些动物性蛋白质。

（十一）恐惧抑郁者

多吃些柠檬、生菜、土豆、带麦麸的面包和燕麦等。

六、糖类可缓解"经前综合征"

75% 的女性都患有"经前综合征",症状包括明显的心情抑郁、焦虑、紧张、情感脆弱、易被激怒、乏力、贪食、胸痛和头痛等。出现这些问题最直接的原因,是体内有一种叫作血清素的物质浓度降低了。这种物质在体内浓度减少,人就会变得焦虑或忧愁。

研究发现,糖类能够提高血清素的水平。除了糖类以外,维生素 B_6 也能帮助大脑合成血清素,减轻抑郁症状。食物中含维生素 B_6 比较多的是香蕉,它所含有的生物碱还可以起到振奋精神和提高信心的作用。全麦类食品的谷皮中维生素 B_6 含量也很多,因此,经期可多吃些含有麦麸的食品。

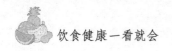

七、更年期妇女食用良品——黄豆

　　黄豆营养价值很高,主要含有35%的植物蛋白质及约20%的植物油脂、淀粉、大豆卵磷脂、维他命E、异黄酮、矿物质等健康物质,饱和脂肪酸含量少而不含胆固醇。黄豆具有预防心血管疾病、抗癌抗衰老的作用。

　　更重要的是黄豆中含有天然植物性雌激素。黄豆中的天然植物雌激素主要包括异黄酮、植物固醇、皂素以及木酚等,食用后效果明显,并且非常柔和,不像直接服用雌激素会产生不良反应。

　　据研究,一杯黄豆大约含有300毫克异黄酮,药理作用相当于西药雌激素0.4毫克。停经妇女每日摄食含有200毫克异黄酮的黄豆或黄豆食品,即可显现雌激素的功效。

第8章

健康饮食谈

第一节　健康饮食宜忌

一、饭后1小时不宜做的事

（一）饭后立即吃水果

食物进入胃以后,需要经过1~2小时的消化,如果饭后立即吃水果,就会被先前吃进的食物阻挡,致使水果不能正常消化。

（二）饭后饮茶

饭后马上喝茶会冲淡胃分泌的消化液,影响胃对食物的消化。茶叶中含有大量单宁酸,饭后喝茶会使胃中未来得及消化的蛋白质同单宁酸结合成一种不易消化的凝固物质,影响蛋白质消化和吸收。更重要的是,茶叶妨碍了机体对铁元素吸收。

（三）饭后洗澡

饭后洗澡,人体表血流量就会增加,胃肠道的血流量便会相应减少,从而使胃肠的消化功能减弱,引起消化不良。

（四）饭后立即散步

中国有两句老话,一句是"饭后百步走,活到九十九",另一句是"要活九十九,饭后不要走",这两种说法哪个更靠谱呢?

不同的人应区别对待。饭后百步走,适合于平时活动较少、长时间伏案工作、形体较胖或胃酸分泌过多的人;饭后不要走,主要指体质较差、体弱多病,尤其是患有胃下垂等疾病的人。

（五）饭后放松裤带

有些人吃饭过量后感觉撑得慌,常常放松皮带扣,觉得这样可以让肚子舒

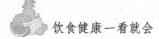

服些,减少胃的"工作压力",实际上这样反而会让胃受累!

吃撑了是因为吃下的食物超过了胃本身的容积,可通过慢走促进胃部蠕动,使胃内的食物尽快排空,但不可以进行剧烈的运动,否则会使饱胀的胃部拉伸,加重不适。

(六)饭后开车

酒后不能开车,但是饭后也不宜开车。

因为饭后胃肠消化食物需要大量的血液,可造成大脑暂时性缺血,从而易导致操作失误,引发车祸。

二、一周两次无盐餐

长期摄入大量的盐对健康的危害非常大,因为肾脏每天会将过多的钠随尿液排到体外,每排泄1000毫克的钠,同时损耗大约26毫克的钙。所以人体需要排掉的钠越多,钙的消耗也就越大,最终必然会影响骨骼的正常生长。

无盐餐好处多,没有食盐的食物有利于平衡细胞内外渗透的压力,因此那些摄取大量食盐的人,应当定期吃一些清淡或者没有食盐的食物。尤其是那些经常在外就餐的人,平时没有办法控制食物中盐的含量,因此建议每周吃一次无盐餐,让肠胃和血管得到充分净化。

三、晚餐做到四不过

(一)不过饱

晚餐过饱,会造成胃肠负担加重,使人失眠或多梦引起神经衰弱等疾病。长期晚餐过饱,反复刺激胰岛素大量分泌,会造成胰岛细胞负担加重,诱发糖尿病。

(二)不过荤

患高血脂、高血压的人,晚餐经常吃荤等于火上浇油,摄入过多热量易引起胆固醇增高,诱发动脉硬化和冠心病。

(三)不过甜

肝脏、脂肪组织与肌肉的代谢活性在一天的不同阶段会有不同变化。晚餐吃得过甜,会令人发胖,埋下健康隐患。

(四)不过晚

晚餐不宜吃得太晚,否则易患尿道结石。

四、四大时尚饮食法

(一)吃绿

绿是指绿色食品。绿色食品是遵循农业可持续发展的原则,按照特定的生产方式生产和加工,经绿色食品管理机构认定的无污染、安全、优质、富有营养的食品。

(二)吃黑

黑是指黑色食品。营养学家指出,黑色食品中营养价值最好。属于黑色食品的有黑米、黑芝麻、黑大豆、黑麦、黑木耳、乌鸡、甲鱼等,它们不仅口感好营养丰富,而且有较好的滋补食疗功能,并能提高免疫力,有抗癌防癌功效。

(三)吃菌

菌是指真菌中能形成大型子实体或菌核并能食用的种类,有蘑菇、香菇、木耳、冬虫夏草、灵芝、茯苓等,它们含有大量对人体有益的营养物质,有降血脂、降血压、调节人体新陈代谢的作用,对高血压、心脑血管病、肝硬化、糖尿病等有很好的预防和辅助治疗作用,并可健肌肤、益容颜、提高免疫力、增进智力、改善视力。

(四)吃豆

豆是指豆类食品。大豆含有 40% 蛋白质,包含人体必需的 8 种氨基酸,含18% 脂肪酸,以不饱和脂肪酸为主,因此有很高的营养价值,且有延缓衰老,降血脂、预防癌症等作用。

第二节　健康膳食

一、不同体质的起居、饮食与药膳

中医根据体质特点把人分为木形、火形、土形、金形、水形五行人。

(一)金形人

1. 体质　肤色较白、方脸、鼻直口阔、体形比较瘦小,但肩背较宽,四肢瘦,动作敏捷,呼吸平缓,心胸宽广,富有远见,稳重自持,组织力强,为人敦厚,做事认真。这种人对于时令的适应,大多耐秋冬不耐春夏,感受春夏之气侵袭时易生病。

2. 起居　宜早睡早起,以利肺气的舒展,保养阴液。保持乐观开朗情绪,戒暴戒怒,以防肝气太过伤及肺。多参与室外运动,如慢跑、散步、打羽毛球、太极拳等,也可郊游、踏青以舒展气机。

3. 饮食　应以疏肝健脾为主,佐以润肺养肝之品,可多吃太子参、党参、首乌、玉竹、银耳、猪肉、山药、土豆、蜂蜜等。

(二)木形人

1. 体质　肤色苍白、头小、面长、肩宽、背直、身体瘦弱、手足灵活,有才能,勤劳。但体力不强,多忧虑。这种人对于时令的适应,大多耐春夏不耐秋冬,感受秋冬寒冷之气侵袭时易生病。

2. 起居　早睡早起,可以多参与郊游、踏青等室外活动以舒畅心情,保持情绪开朗,也可以多进行太极拳、八段锦等运动以调畅气血。

3. 饮食　应以调理脾胃为主,适当佐以补精益肝肾的食物或药食两用之品,如枸杞子、核桃、花生、大枣、桂圆、蜂蜜、虾、鱼、蛋等。

(三)水形人

1. 体质　肤色偏黑、头较大、腮部较宽、腰臀稍大、手指短、发密而黑、体型较胖、偏矮、腹部较大,怕寒喜暖。机智,灵巧,善辩,喜动,富于灵感,好幻想,喜自由,多疑,嫉妒,心胸较狭窄。这种人对于时令的适应,大多耐秋冬不耐春夏,感受春夏之气侵袭时易生病。

2. 起居　调整阴阳,保持乐观向上的积极心态,顺养肝气。

3. 饮食　多吃健脾益肝肾的食物或药食两用之品,如枸杞子、桑葚、太子参、玉竹、山药、芝麻、鸡肉、鸡肝、猪肝、鲤鱼、蛋等。

(四)火形人

1. 体质　皮肤赤色、肩背宽厚、脸形瘦尖、头稍小、身材匀称、手足小、步履稳重,对事物理解敏捷,走路时肩背摇动。其性格易生气,轻财,缺乏信心,多虑,认识事物清楚,爱漂亮,性情急。这种人对于时令的适应,大多耐春夏不耐秋冬,感受秋冬寒冷之气侵袭时易生病。

2. 起居　宜戒怒戒躁,保持乐观、平静的心境。同时要注意早睡早起,保证睡眠充足。避免过于激烈的运动,可进行动作柔和、动静结合的运动,如太极拳等。

3. 饮食　多吃疏肝健脾、调养肝肾的食物或药食两用之品,可多食用太子参、沙参、枸杞子、核桃、芝麻,新鲜蔬菜、水果,如梨、苹果、柚子及鸡肉、猪肉、蛋等。

(五)土形人

1. **体质**　皮肤黄色、面圆、头大、肩背丰厚、腹大、腿部壮实、手足不大、肌肉丰满、身材匀称,步履稳重。他们内心安定,喜助人为乐,不喜依附权势,而爱结交朋友。这种人对于时令的适应,大多耐秋冬不耐春夏,感受春夏之气侵袭时易生病。

2. **起居**　早睡早起,顺养肝气。保持积极乐观的心态,可多参加郊游、踏春等活动,使心旷神怡。在运动方面不宜过度汗出,以防腠理开泄、邪气留滞。

3. **饮食**　多吃疏肝健脾的食物及药食两用之品,如莲子、太子参、沙参、玉竹、猪肉、鸡肉、奶、蛋等,各种新鲜蔬菜,如莲藕、荠菜、蒜薹、芝麻、豆类、枣、玉米、花生等。

二、六种不亚于山珍海味的平民食物

(一)1 碗鱼翅≈1 小盘肉皮冻

鱼翅:"鱼翅"是鲨鱼鳍中的细丝状软骨。

营养标签:胶原蛋白。鱼翅最突出的营养是胶原蛋白,可以滋润肌肤、抗老防癌。

平价替代品:肉皮冻。每百克猪皮含胶原蛋白26.4 克;鱼翅每百克含蛋白质22.2 克,胶原蛋白则更少。

(二)1 个海参≈5 口瘦肉

海参:又名刺参,是生活在深海的软体动物。

营养标签:蛋白质。海参高蛋白、低脂肪,有强健身体的功效。但它性滑利,脾胃虚弱者不适合多吃。

平价替代品:瘦肉。补充蛋白质最简单的办法就是吃瘦肉。鲜海参每百克含蛋白质16.5 克,牛肉20.2 克,羊瘦肉20.5 克,猪瘦肉23.4 克。

(三)1 个 12 头鲍≈10 个蛤蜊

鲍鱼:属海产贝类。

营养标签:蛋白质、矿物质。鲍鱼富含蛋白质,但不易消化。

平价代替品:蚌螺类水产。鲍鱼每百克含蛋白质12.6 克,与其他贝类相

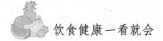

当;但钙含量低于田螺,锌含量低于河蚌。

(四)1 碗燕窝≈1 盘鸡肉

燕窝:是金丝燕口腔分泌的胶质唾液混合着小鱼等筑成的巢。

营养标签:多种氨基酸。燕窝含多种蛋白质氨基酸,能促进细胞的生长和再生。所以可美肤养颜,但常吃才有效。

平价代替品:鸡肉。与其他肉类相比,鸡肉蛋白质含量较高,而且其蛋白质中几乎富含了人体必需的全部氨基酸。

(五)1 份鹅肝≈3 片羊肝

鹅肝:鹅被喂食大量饲料,肝脏变大才长成市场上的鹅肝。

营养标签:维生素 A。鹅肝中维生素 A 含量很高,可保护眼睛。但它含某些毒素,常吃不利健康。

平价代替品:其他动物肝脏。动物肝脏中维生素 A 的含量都相当丰富。鹅肝每百克维生素 A 的含量是 6100 微克,而羊肝含 20 972 微克,猪肝含4972 微克。

(六)1 口鱼子≈1 个河蚌

鱼子:鲟鱼或鲑鱼的卵。

营养标签:蛋白质、钙质。鱼子富含蛋白质和钙质,蛋白质有助健硕体魄,钙质能促进骨骼生长。

平价代替品:河蚌。鱼子酱虽然昂贵稀有,但营养其实和普通水产品差不多。鱼子酱每百克含蛋白质 10.9 克,钙 23 毫克。河蚌每百克含蛋白质 15 克,钙 190 毫克。

三、七种膳食的食疗作用

(一)南瓜饭

南瓜中的果胶可使糖类吸收缓慢,适合糖尿病患者食用;南瓜中的甘露醇有通便作用,可防止结肠癌发生。

(二)黑木耳饭

先将大米煮烂,然后加入黑木耳煮成饭或粥,对心脑血管疾病有明显的预防作用。

(三)芋头饭

芋头质地细软,易于消化,适合胃肠道疾病、结核病患者及老年人、儿童食用。

(四)怀山药饭

保护动脉血管,防止动脉硬化,使皮下脂肪减少,避免肥胖。

(五)红薯饭

预防便秘,减少肠癌发生;降低血液中胆固醇,预防冠心病;调节人体酸碱平衡。

(六)燕麦饭

把大米或糯米与燕麦一起煮成粥或饭,能降血脂,防治心脑血管疾病、糖尿病、便秘。

(七)绿豆饭

清热祛暑、明目降压.能防治中暑引起的发热、口渴、烦躁、小便不畅等。

四、八种可缓解疼痛的食物

(一)粗粮

全谷物类食物是镁元素的丰富来源,医学研究已经证明镁可以有效地缩短身体内部各种疼痛肆虐的时长。

(二)三文鱼

三文鱼内富含 ω-3 脂肪酸及维生素 D,ω-3 脂肪酸可以起到减轻疼痛的作用,而维生素 D 则可以帮助对抗慢性疼痛及日常的多种身体不适。

(三)橄榄油

橄榄油富含抗氧物质多酚,这种元素被认为可以抑制疼痛;此外橄榄油中丰富的不饱和脂肪可以增强骨骼密度及预防相关疼痛。

(四)天然香料

生姜含有的姜辣素、姜酮酚、姜烯酚和姜酮元素,可以起到类似于阿司匹林或布洛芬的镇痛效果;另一种香料——姜黄常见于印度和泰国的咖喱中的食用香料,其所含的姜黄素可以起到预防身体疼痛的效果。

(五)草莓

草莓最直观的就是鲜艳的天然红色,这其实就表示草莓富含维生素 C——强大的天然镇痛抗氧化剂;研究还发现,维生素 C 还可以预防关节炎及相伴的软骨损伤和关节病变症状的形成。

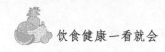

(六)绿色蔬菜

绿色系蔬菜中富含的维生素 K 有舒缓疼痛及维持骨骼强健和关节健康的作用。

(七)乳制品

酸奶或其他乳制品虽然没有前面介绍的那些食物在缓解疼痛方面有那么直接的效果,但是这些乳制品中所含有的两种元素——钙和维生素 D 可以起到减缓慢性疼痛的作用。

(八)葡萄系饮品

红葡萄酒、白葡萄酒、葡萄汁都具有类似阿司匹林的镇痛效果。

五、健康饮食十建议

(一)饮食勿偏

偏食有害,杂食健康。

(二)食宜清淡

味薄神自安,薄味养血气。

(三)饮食适时

要长寿,三餐量腹依时候。

(四)适温而食

食宜温暖,不可寒冷。

(五)食要限量

大渴不大饮,大饥不大食。

(六)食宜缓细

饮食细嚼慢咽,滋养肝脏,脾胃易于消化,不致吞食噎咳。

(七)进食专心

食不语。防止食物进入气道引起呛咳、窒息、吸入性肺炎。

(八)怒后勿食

怒勿食,食勿怒,良好的精神状态对饮食健康有大益。

(九)选食宜慎

腐败变质者勿食,煮肉不熟者勿食。

(十)餐后保健

食毕漱口,令牙齿不败;叩齿三十六,令津满口,则食易消,人无百病;饱食而卧,食滞成积,乃生百病。

六、人体必需的十一种维生素来源

（一）维生素 A

来源于动物肝、蛋黄、甘薯、玉米、胡萝卜、绿叶蔬菜等。

（二）维生素 D

来源于牛奶、蛋黄、鱼肝油及晒太阳等。

（三）维生素 E

来源于各种绿叶蔬菜及植物油等。

（四）维生素 K

来源于菠菜、白菜、苜蓿、番茄、动物肝脏等。

（五）维生素 B_1

来源于米糠、麦麸、蔬菜、酵母等。

（六）维生素 B_2

来源于小米、面粉、花生、鸡蛋、酵母等。

（七）维生素 B_6

来源于米糠、各种谷类、胚芽、动物肝等。

（八）维生素 B_{12}

来源于动物肝、酵母等。

（九）维生素 C

来源于各种蔬菜、水果、大枣等。

（十）维生素 P

来源于谷类、花生、酵母、动物肝等。

（十一）叶酸

来源于各种绿叶植物、动物肝脏等。

七、营养失衡的十二个预警信号

（一）头发色浅

机体缺乏维生素 B_2。

（二）干发脱发

机体缺乏维生素 C 和铁质。

(三)鼻旁脱皮

说明体内缺锌。

(四)鼻出血

最常见的是维生素 C 或维生素 K 缺乏。

(五)唇部开裂蜕皮

是 B 族维生素及维生素 C 缺乏的表现,可多吃蔬菜、瓜果或服维生素制剂来补充。

(六)口角干裂发红

机体缺乏铁质、维生素 B_2 和维生素 B_6 所致。

(七)口腔黏膜出血

缺乏维生素 C。

(八)舌痛

缺乏维生素 B_2、维生素 C 及烟酸。

(九)舌体变小

缺乏叶酸、铁质。

(十)舌红

缺乏烟酸。

(十一)地图舌

机体缺乏维生素 B_2。

(十二)指甲异常

缺铁、缺锌或氨基酸代谢紊乱所致。

八、健康饮食经验谈

(一)一个坚持

随吃随做,不吃或少吃剩饭剩菜。

(二)三大原则

1. 宜粗不宜细。多多吃粗粮,营养又健胃。

2. 宜杂不宜单。食物越广泛,营养越均衡。

3. 宜素不宜荤。多吃蔬菜少吃肉,身轻体健少得病。

(三)六项注意

1. 饮食适量。七八分饱为宜,不暴饮暴食。

2. 饮水充足。要主动饮水,以白开水为宜。

3. 果蔬适当。果蔬所含的维生素、矿物质及膳食纤维,对预防便秘和心血管保健有益处。

4. 饮酒要限量,尤其不饮烈性酒。

5. 营养均衡。粗细搭配,荤素结合,保证营养。

6. 饮食定时。不过早过晚,防止损伤胃肠。

九、常观舌头颜色,时刻留意健康隐患

舌头是健康的晴雨表,平时注意留意自己舌头的颜色,也许能帮你提示健康隐患,助你养生保健。

(一)淡白色

表示人患虚证、寒证、血气亏虚证。如果舌淡白而瘦薄,则属血气两虚;舌淡白而湿润,舌体胖嫩,有齿痕,多为虚寒证。若舌淡白,毫无血色,枯萎无光泽,无舌苔,称为熟白舌,此情况属危重之症,患者阳气衰微,阴精衰竭。

(二)红舌

舌色较正常舌稍红,甚者呈鲜红色。表示人患热证。如果舌色鲜红但干燥少津液,舌苔黄厚者,属实热证。仅仅为舌尖变红,则为心火上炎。舌边红色为肝胆火旺。如果舌中红色则为中焦热盛。若舌布满了深红色小点,为温热之邪伤于心脾。舌中伴有紫斑,表示将要发斑。舌色鲜红,少苔或舌起裂纹者,属虚热证。舌质红嫩,看起来湿润,摸起来感到干燥,为津液衰竭迹象。

(三)绛舌

舌苔深红色,颜色介于红色与紫色之间,称为绛舌。表示人有外感或内伤之证。绛舌的形成是由于热盛血行加速,舌体脉络充盈所致。舌绛而干燥,舌面有芒刺、裂纹,为里热炽盛,热入营血。若舌绛而有黄白苔,为邪留气分。舌绛有大红点者,为热毒攻心。舌尖绛为心火炽盛。舌中干燥而绛为胃火伤津。舌根绛为血热内燥。若舌绛也少津液、少苔,舌体瘦小或有裂纹,为阴虚火旺之证。如果舌绛而枯萎,光滑无苔,称为镜面舌,此证为胃、肾阴液枯竭之危候。若舌绛少苔而泽润,多为血瘀之证。

(四)紫舌

表示寒、热病及瘀血症。若整个舌头全为紫,为脏腑热极。舌紫且肿大,而

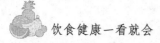

见大红点,为热毒攻心。舌质紫暗,为瘀血证。舌尖有紫色斑点者,为心血肝郁血瘀。舌色紫如猪肝,枯晦无泽,为胃肾阴液已衰竭之危证。

第三节　常见的滋补品

一、冬虫夏草

(一)功效

1. 对循环系统的作用

(1)对心脏的作用:冬虫夏草有负性频率、降低心肌耗氧量、改善心肌缺血、抗血小板聚集和抗心律失常等作用。虫草醇提取物对急性病毒性心肌炎有明显保护作用。

(2)对血液系统的作用:冬虫夏草对血小板减少及血小板超微结构的损伤均有明显的保护作用。虫草水提液具有较强的扩张冠状动脉并增加冠脉流量、促进血小板凝集而起到止血作用,其醇提取液能抑制血栓形成。

2. 对呼吸系统的作用　冬虫夏草可明显增强肾上腺素的扩张支气管作用,调节支气管平滑肌,减轻老年慢性支气管炎、哮喘、肺气肿、肺心病等症状,延缓复发时间。

3. 对免疫系统的作用　可增强巨噬细胞吞噬功能,提高机体免疫功能;通过促进脾脏 DNA 的生物合成,增加核酸和蛋白质的含量,促进脾淋巴细胞的增殖而影响免疫器官的重量;使自然杀伤细胞的活性增强,从而在抗癌、抗病毒感染中起重要作用。

4. 对消化系统的作用　冬虫夏草可改善患者肝功能,减轻肝脏的炎性细胞浸润和肝细胞变性坏死,虫草菌丝有较强的促肝细胞修复作用;虫草多糖脂质体(CPL)对 CCl4 损伤的肝组织有一定的保护作用;冬虫夏草水溶液能抑制肝储脂细胞增殖,还能抑制肝储脂细胞向肌纤维细胞及成纤维细胞转化。

(二)食用方法

1. 煮水当茶喝　在冬虫夏草中加水一杯左右,用小火煮 10 分钟,然后立刻把水倒出来喝,然后再加水煮 10 分钟,倒出来喝完后,再加水煮。这样反复添水煮,直到冬虫夏草煮出来的水变淡。

2. 与肉类炖吃　冬虫夏草不可以炖太长时间,这样容易令营养流失掉,一般炖半小时是最适合的,而冬虫夏草与不同的肉类炖,其保健功效也不同。

3. 研粉服用 冬虫夏草用研磨机研成粉末,然后装入到胶囊中,这样就可以方便携带,每天都能定时服用了。

二、燕 窝

(一)功效

燕窝中含有三种不同的营养物质:唾液酸、表皮生长因子(EGF)和集落刺激因子(CSF)。燕窝中含有的唾液酸也称为燕窝酸能增强免疫力,让细菌不易附着在呼吸系统黏膜上,愈合、修复受损细胞。燕窝对皮肤活细胞有修复作用,能够滋养真皮层,令皮肤嫩滑,有提拉紧致的功用。

中医学认为,燕窝:"养阴润燥、益气补中、养颜、治虚损、多汗、尿多、反胃、干呕、咳痰喘、咯血、久痢",适宜于体质虚弱,营养不良,久痢久疟,痰多咳嗽,老年慢性支气管炎、支气管扩张、肺气肿、肺结核、咯血吐血和胃痛患者食用。现代医学发现,燕窝可促进免疫功能,有延缓人体衰老,延年益寿的功效。

(二)食用方法

1. 冰糖燕窝

(1)材料:干燕窝 8 克(2 人份),冰糖 4 克。

(2)做法:用量秤称好燕窝的分量,成人每次食用燕窝的分量最好是 3~5 克,不要贪多,一般一周吃两次为宜。

将干燕窝用纯净水浸泡 4~8 小时,放于自然通风处,注意观察燕窝的膨胀程度。清洗干净后,将燕窝按纹理小心撕成细条,燕头处尽量用指头碾细。将处理好的燕窝倒入炖盅内,加入纯净水浸过燕窝,稍高 1 厘米的水量为佳。加盖,置于蒸锅内,隔水以文火炖 2 小时。以表面呈现少量泡沫,有点沸腾、黏稠感和蛋清香味为蒸好的标准。

炖的时候,将冰糖化为冰糖水,在出锅后调入燕窝中,拌匀即可。

2. 木瓜炖燕窝

(1)材料:鲜熟木瓜 1/4~1/2 个(视大小而定),燕窝盏 30~50 克,冰糖 50 克。

(2)做法:木瓜洗净外皮,用刀剖开,去除内核,用汤匙挖出木瓜肉,备用。将燕窝浸泡于清水中,约 30 分钟后倒掉浸过的水,再次加入清水浸泡干净燕窝

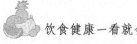
一个半小时,然后取出燕窝,和木瓜肉一同放进炖盅内。同时用第二次浸燕窝的清水煮溶冰糖,趁热倒进已盛有燕窝、木瓜肉的炖盅内,加盖,隔水炖 2 小时,待温后饮用。

三、海 参

(一)功效

海参具有提高记忆力、延缓性腺衰老,防止动脉硬化及抗肿瘤等作用。随着海参价值知识的普及,海参逐渐进入百姓餐桌。海参拥有突出的药用价值和众多的滋补功效,当代中医理论和现代科学理论证实了海参对强身健体及对多种疾病的医疗价值。

1. 补肾益精、滋阴养血、阴阳双补　海参中的精氨酸是构成男性精子细胞的主要成分,且具有调节性激素的功能,而海参又恰恰是"精氨酸的大富翁",对治疗阳痿、肾虚有特殊功效。另外,海参中的磷、锌、锰、硒、镍等元素都对人体多种生理活动,尤其对生殖功能作用突出,对促进性功能的提高很有帮助。

2. 增强体质、调整机体免疫力　海参中所含的丰富的蛋白质、精氨酸等是人体免疫功能所必需的物质,能预防疾病感染,调整机体的免疫力,对感冒等传染性疾病有很好的预防功能。

3. 延缓衰老　海参中的胶原蛋白质、精氨酸、硫酸软骨素、磷、硒、烟酸、硅等具有延年益寿、消除疲劳、防治皮肤衰老、美容等功效。另外,精氨酸还有促成人体细胞再生和机体损伤修复的能力。

4. 改善睡眠、提高记忆力　精氨酸在海参中含量比其他生物体内高,对神经衰弱有特殊疗效,对改善睡眠有明显作用。而海参中烟酸、钙、牛磺酸、赖氨酸等元素对恢复大脑疲劳,增强记忆能力也有重要功效。

5. 抗疲劳　海参中含有丰富的酸性黏多糖和精氨酸,有明显的机体调节功能和抗疲劳作用。

6. 调节血脂　海参能够预防心血管病、降血压、激发造血功能、抑制胆固醇的合成、调节血脂等。海参中含有的钒、锰、钾、铜、烟酸、牛磺酸等可以影响体内脂肪的代谢过程,具有防止脂肪肝形成的作用。

7. 调节血糖　海参中的酸性黏多糖具有在机体中降低血糖活性,抑制糖尿病发生的作用。而它所含有的钾对机体中胰岛素的分泌起着重要作用,含有的钒可使糖尿病得到防治。

8. 抗肿瘤、抗辐射 海参中的钼元素能防治食管癌,硒化合物对肺癌、乳腺癌及结肠瘤等都有效果,酸性黏多糖有明显的调节机体生理功能,增加抗癌活性,抑制癌细胞的作用。

9. 改善骨质疏松 海参中丰富的钙、磷、锰、铜、锗、硅等元素对预防婴幼儿佝偻病,成人的骨质疏松症及对骨骼异常、畸形,牙质及釉质发育不良都有特殊作用。

10. 促进生长发育 海参中丰富的精氨酸、赖氨酸、牛磺酸、钙、磷、碘、铁、锌,是人体发育成长的重要物质,它们直接参与人体的生长发育、免疫调解、伤口愈合、生殖发育等生理活动,在人体能量储备和运转中起着重要作用。

(二)食用方法

葱油海参

原料:海参、葱白。

调料:葱油、葱姜末、精盐、料酒、酱油、白糖、淀粉水。

(1)海参去除内脏,煮透后控去水分,切丝。

(2)葱白切段。

(3)起油锅烧至六成熟时放入葱段,炸至金黄色时捞出,葱油备用。

(4)锅里放入一点葱油,爆香葱姜末,加入海参,加入一点清汤,依次加入精盐,料酒酱油和一点白糖。

(5)烧开后微火煨2分钟。

(6)用稀淀粉水勾芡,用中火烧透收汁,淋入葱油,盛入盘中即可。

四、人 参

人参被人们称为"百草之王",是闻名遐迩的"东北三宝"(人参、貂皮、鹿茸)之一。

(一)功效

1. 调节中枢神经系统 人参能调节中枢神经系统,改善大脑的兴奋与抑制过程,使之趋于平衡;能提高脑力与体力劳动的能力,提高工作效率,并有抗疲劳的作用。

2. 改善心脏功能 人参能增加心肌收缩力,减慢心率,增加心排血量与冠脉血流量,可抗心肌缺血与心律失常。

3. 降血糖作用　人参中含有人参皂苷和人参多糖具有明显的降血糖作用。

4. 增强机体的免疫功能　人参皂苷和人参多糖是人参调节免疫功能的活性成分,有提高免疫功能作用。人参多糖是人参中提纯的高分子酸性多糖,是一种免疫增强剂,对恶性肿瘤有一定的疗效。

5. 提高对有害刺激的抵御能力　人参中含有的可增强机体的物质,提高人的应激能力和适应性。

6. 抗肿瘤作用　人参中的人参皂苷、人参多糖、人参烯醇类、人参炔三醇和挥发油类物质对肿瘤有一定的抑制作用。

7. 抗氧化作用　人参中含有多种抗氧化物质,人参皂苷、人参聚乙炔类化合物和人参二醇皂苷等化合物有抗脂质过氧化作用,是抗衰老作用的基础。

(二)食用方法

1. 将野山参切成薄片,放入口中慢慢嚼之,也可将参片用蜂蜜或冰糖水浸泡,次日服用,成人每日干参 1 克,鲜参 3～4 克,儿童减半,早晚饭前像嚼泡泡糖一样食之。

2. 将野山参切成薄片开水冲喝,成人每日干参 1 克,鲜参 3～4 克,儿童减半,像喝茶一样,再将参慢慢嚼之食用。

3. 将野山参打成粉末,用蜂蜜或冰糖水搅拌成糊状,次日服用,成人每日1 克,儿童减半,早晚饭前服用。

4. 野山参(鲜)1 支约 30 克,加野生灵芝(干)50 克,白酒 2～3 升(含酒精量 50～60 度)浸泡 50～60 天(时间越长越好)开始服用,每日分早晚服用,每次15～20 毫升。

(三)注意事项

人参虽然是价值较高的补品,但并非人人适用。人参有促进红细胞生长的作用,使红细胞增多,血液黏稠度升高,会使血液流通不畅,故有冠心病、高血压、脑血管硬化、糖尿病、脉管炎患者应慎服。

五、西洋参

西洋参又叫作花旗参,具有补气养血、滋阴补肾、健脾养胃、延缓衰老及养颜等功效。主要成分有西洋参皂苷、挥发油、蛋白质、氨基酸、多糖、核酸、肽类、维生素和微量元素等。

（一）功效

1. 对中枢神经系统的作用　具有镇静、增强学习记忆、促进神经生长、抗惊厥、镇痛、解热的作用，适用于神经衰弱、精神病、记忆减退、老年病等症。

2. 对心血管系统的作用　具有抗心律失常、抗心肌缺血和再灌损伤等作用，适用于心律失常、冠心病等症。

3. 对血液系统的作用　具有抗溶血、止血、降低血液凝固性、抑制血小板凝聚、调血脂、抗动脉粥硬化、降低血糖等作用，适用于高血脂动脉硬化、老年症、糖尿病等症。

4. 对免疫系统的作用　具有促进淋巴细胞的转化，诱导免疫因子生成，增强机体免疫功能的作用，适用于老年体弱及免疫力低下者。

5. 对内分泌系统的作用　作用于垂体-肾上腺皮质系统（ACTH 样）和垂体-性腺系统、促进血清蛋白合成、促进骨髓蛋白合成、促进器官蛋白合成、促进脑蛋白合成和脂肪合成、促进干细胞蛋白（RNA 聚合酶活力）合成、促进脂肪代谢和糖代谢等作用，适用于老年病、性功能低下、贫血和癌症等。

6. 对泌尿系统的作用　具有抗利尿的作用，适用于艾迪生病和老年病。

（二）食用方法

1. 煮服法　将西洋参切片，取 3 克放入砂锅内，加水适量，用文火煮 10 分钟左右，趁早饭前空腹，将参片与参汤一起服下。

2. 炖服法　将西洋参切片，每日取 2～5 克放入瓷碗中，加适量水浸泡 3～5 小时，碗口加盖，再将其置于锅内，隔水蒸炖 20～30 分钟，早饭前半小时服用。

3. 蒸服法　将西洋参用小火烘干，研成细末，每次取 5 克，用 1 个鸡蛋拌入，蒸熟后服用。

4. 含化法　将西洋参放在砂锅内用水蒸一下，使其软化，再切成薄片，放在干净的小玻璃瓶内或小瓷瓶内，每日早饭前和晚饭后各含服 2～4 片，细细咀嚼咽下。

5. 冲服法　将西洋参用小火烘干，研成细粉，每次取 5 克置杯中，加入少量蜂蜜，用开水冲入，加盖后 5 分钟，可分数次服用，以空腹饮用为佳。

（三）注意事项

1. 本品不宜与藜芦同用。

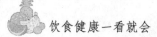

2. 服用的同时不能喝浓茶、咖啡。

3. 不能和萝卜一起服用。两种食物同时服用,容易起过敏反应甚至中毒。

4. 不良反应:有人服西洋参后,会出现畏寒、体温下降、食欲不振、腹痛腹泻;发生痛经和经期延迟;发生过敏反应,上下肢呈现散在性大小不等的水疱,瘙痒异常,停药后,水疱可自行吸收消退。

5. 中医学认为,西洋参属于凉药,宜补气养阴。如果身体有热症,比如口干烦躁、手心发热、脸色发红、身体经常疲乏无力,使用西洋参类补品可以达到调养的目的。反之,若咳嗽有痰、口水多或有水肿等症状时,就应避免服用西洋参,否则就会加重病情。另外,"非虚勿补",如果身体并无不适,不宜经常服用西洋参含片。

6. 西洋参不利于湿症,服用时还要考虑季节性。春天和夏天气候偏干,比较适合服用西洋参。

六、灵 芝

(一)功效

灵芝的应用范围非常广泛。就中医辨证看,由于本品入五脏,补全身之气,所以心、肺、肝、脾、肾脏虚弱,均可服之。灵芝所治病种涉及呼吸、循环、消化、神经、内分泌及运动等各个系统;涵盖内、外、妇、儿、五官各科疾病。

1. 抗肿瘤　自身免疫功能的低下或失调,是肿瘤之所以会发生并扩展的重要原因。灵芝是最佳的免疫功能调节和激活剂,它可显著提高机体的免疫功能,增强患者自身的抗癌能力。

2. 保肝解毒　灵芝能促进肝脏对药物、毒物的代谢,对于中毒性肝炎有确切的疗效。尤其是慢性肝炎,灵芝可明显消除头晕、乏力、恶心、肝区不适等症状,并可有效地改善肝功能。

3. 对心血管系统的作用

(1)扩张冠状动脉,增加冠脉血流量,改善心肌微循环,增强心肌氧和能量的供给,可广泛用于冠心病、心绞痛等的治疗和预防。

(2)降低血胆固醇、脂蛋白和三酰甘油,并能预防动脉粥样硬化斑块的形成。

4. 抗衰老　灵芝所含的多糖、多肽等有着明显的延缓衰老功效。

5. 美容作用　具有养颜护肤之功效,能延缓人体衰老。灵芝能保持和调节皮肤水分,恢复皮肤弹性,使皮肤湿润、细腻,并可抑制皮肤中的黑色素的形成和沉淀,清除色斑、使头发增加光泽等功效。

6. 抗神经衰弱　灵芝对于中枢神经系统有较强的调节作用,具有镇静安神的功效,在国家药典中灵芝就是有效的安眠宁神之药。

7. 治疗高血压　灵芝能阻止肾酵素与血浆球蛋白发生作用,从而阻断其形成血管紧缩素,避免引起高血压。

8. 治疗糖尿病　灵芝可促进组织对糖的利用。服用灵芝后可取代胰岛素抑制脂肪酸的释出,可改善血糖、尿糖等症状。灵芝中的水溶性多糖,可减轻非胰岛素依赖型糖尿病的发病程度。

9. 对慢性支气管炎、支气管哮喘作用　灵芝有显著的镇咳祛痰及平喘作用,对于缓解此种疾病的咳痰、喘的症状及防止喘息发作有显著效果。其免疫促进作用又可有效防止反复的感冒,从而减少此病的复发。本品对中医分型属于虚寒型及痰湿型者疗效较好,肺热型和肺燥型则效果较慢。

10. 抗过敏作用　灵芝可阻断过敏反应介质的释放,防止过敏反应的发生,对于目前治疗较困难的变态反应性或自身免疫性疾病可起到较好的效果,并可部分对抗某些疾病患者因长期使用激素而出现的毒副作用。

(二)食用方法

1. 灵芝水煎法　将灵芝切碎(灵芝切片),加入罐内、加水,像煎中药一样地熬水服,一般煎服 3 ~ 4 次;也可以连续水煎 3 次,装入温水瓶慢慢喝,每天喝多少都无限制,有利于治疗甲亢、失眠、便溏、腹泻等症。

2. 灵芝泡酒　将灵芝剪碎(灵芝切片)放入白酒瓶中密封浸泡,3 天后白酒变成红棕色时即可喝,还可加入冰糖或蜂糖,适于神经衰弱、失眠、消化不良、咳嗽气喘、老年性支气管炎等症。

3. 灵芝炖肉　无论猪肉、牛肉、羊肉、鸡肉,都可以加入灵芝炖,按各自的饮食习惯加入调料喝汤吃肉,有益于肝硬化的康复。

七、鱼　胶

(一)功效

鱼胶能增强胃肠的消化吸收功能,提高食欲,有利于防治食欲不振、消化不

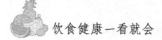

良、便秘等病症;能增强肌肉组织的韧性和弹力,增强体力,消除疲劳;能加强脑神经功能,促进生长发育,提高思维和智力,维持腺体正常分泌;可防治反应迟钝、小儿发育不良、产妇乳汁分泌不足、老年健忘失眠等。由于鱼胶含有大量胶汁,又具有活血、补血、止血、御寒祛湿等功效,对于体质虚弱、真阴亏损、精神过劳的人士,作为进补更为合适。

除此以外,鱼胶还是女性补充胶原蛋白的最佳选择,可使皮肤恢复青春活力。

(二)食用方法

1. 西洋参枸杞炖鱼胶

材料:鱼胶7个,枸杞子适量,西洋参适量,冰糖适量。

(1)鱼胶提前10小时泡发。

(2)泡发好的鱼胶用剪刀剪成条状,加入枸杞子。

(3)倒入锅里,加水、加西洋参。

(4)盖上盖子,等炖好时再加冰糖,待冰糖融化后即成。

功效:养血止血、补肾固精,补气血、养容颜。

2. 大枣莲子鱼胶糖水

材料:鱼胶100克,大枣20克,莲子20克,冰糖50克,水250毫升。

(1)大枣莲子洗干净;鱼胶用热水泡软,剪成小块。

(2)加250毫升水,放到电压锅炖3小时,取出加冰糖;隔水让冰糖融化就可以了。

功效:补血、止血、滋阴、润燥。

八、阿 胶

(一)功效

阿胶具有补血止血,滋阴润肺的功能。临床多用于血虚、萎黄、眩晕、心悸等;虚劳咯血、吐血、尿血、便血、崩漏等出血证;阴湿火旺所致心烦不眠;肺湿热咳嗽、痰少、咽喉干燥等症的治疗。

1. **提高免疫力** 阿胶有增强免疫力、减少疾病的作用。适合年老体弱,久病体虚,易患感冒等体质下降者。

2. **强筋健骨** 阿胶补血液,血能养筋,液能润滑关节,充实骨髓、脊髓、脑髓,故能强筋健骨,流利关节,抗御风湿的伤害。

3. 益智健脑　阿胶中含有的多种有效成分可以缓解学习紧张情绪,使大脑和全身得到充分休息,有利于提高体质,强身壮神,精力旺盛。

4. 延缓衰老　阿胶含有明胶原、骨胶原、蛋白质及多种微量元素,多种氨基酸等。这些都是人体营养重要物质,有明显抗衰老、延年益寿作用。

5. 抗癌　阿胶有促进淋巴细胞转化作用,可使肿瘤生长减慢,症状改善,生命延长。在使用放疗、化疗时,阿胶可减少不良反应,增强体质,增强药物耐受性。

6. 美容养颜　阿胶通过补血而滋润皮肤,利于皮肤保健。长期服用可使脸色红润,肌肤细嫩。是滋养皮肤,美容养颜之佳品。

7. 补钙作用　阿胶中含有较丰富的钙质,通过甘氨酸的作用,促进钙的吸收和储存,改善体内钙平衡,可预防和治疗骨质疏松。

8. 调经安胎　阿胶可以用于因血虚、血瘀和血热引起的月经不调;阿胶可补阴血,益冲任,故可养胎、安胎,调治妊娠期疾病。对常见胎元不固,胎动不安有很好的治疗作用。

9. 扩张血管　实验证明阿胶对血液黏稠度增加有明显的抑制作用。中老年人服用阿胶可促进血液循环,改善微循环,抗心律失常等作用。

(二)食用方法

阿胶敲碎,放入炖盅;倒入黄酒浸泡1天;泡好后,炖盅倒入半杯水;汤锅烧水,水开后将炖盅放入,隔水炖煮;每隔几分钟用筷子搅拌一次;煮至阿胶全部融化,熄火晾凉;将阿胶放入冰箱,第二天即可凝固;食用时舀一勺放入碗中,冲水喝即可。

九、黄　芪

(一)功效

北芪味甘,性微温,入脾、肺经。它的补气作用较强,是常用的补益气血之佳品。

1. 补脾益气　用于脾胃虚弱,食少便溏,倦怠乏力之症,以及脾虚泄泻,久泻脱肛等。北芪的补气力强,善补肺气,可以治疗肺虚气短,声低懒言、神疲乏力,容易感冒之症。常配党参、白术、怀山药、炙甘草同用。用蜜制后的北芪补

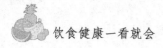

益力更强。

2. 固表止汗　北芪补气之中而有外达之性,故能补气固表以止汗。临床上通过不同配伍,能治疗各种汗出症;同助阳药配伍,治阳虚自汗;同补气药配伍,治疗气虚自汗;同滋补药配伍,治阴虚盗汗。若气血不足,外受风寒,又往往不能作汗,在解表药中配伍黄芪,能鼓舞阳气,补益汗源,使其发汗。

3. 益气升阳　用于气虚下陷之症。北芪善于益气升阳,可治疗脱肛、子宫脱垂、胃下垂、肾下垂及气虚血脱的崩漏等症。补中益气汤中的北芪就是取其补气之中而有上升之性,能升脾胃之清阳。这时宜蜜制后用。

4. 利水消肿　用于气虚水肿,常配白术、防己、炙甘草或桂枝、茯苓同用,如防己黄芪汤、防己茯苓汤均有本品。多用于治疗慢性肾炎蛋白尿、糖尿病晚期等。

5. 托疮排脓　用于气虚痈疽久不溃破,或溃后久不愈合,常与党参、肉桂同用。取本品补气健脾,能促进脓疱的早溃和肌肉的新生,有排脓生肌作用。

(二)食用方法

北芪当归炖花胶

主料:花胶100克,北芪15克,当归15克,大枣4枚。

调料:姜2片,食盐适量。

(1)花胶提前一晚洗净,浸泡。烧热一锅水,放入泡过的花胶,煮沸后关火,然后让其自然冷却。

(2)北芪、当归、大枣分别洗净;当归切片,大枣拍扁去核。

(3)煮沸清水,倒入炖盅,放入所有材料,隔水小火炖2小时,下食盐调味即可饮用。

功效:益气养血,润燥养阴。适宜面黄消瘦,肝血亏虚、月经不调人士。孕妇慎服。

十、枸杞子

(一)功效

补肾益精,养肝明目,补血安神,生津止渴,润肺止咳。治肝肾阴亏,腰膝酸软,头晕,目眩,目昏多泪,虚劳咳嗽,消渴,遗精。

(二)食用方法

1. 早晚各取20～30粒嚼食,长期食用,养颜明目,延年益寿。

2. 取枸杞子 30～40 粒,泡于茶中,碧茶红果,色香俱佳,清香醇和,生津止渴,坚持饮用,益肝补肾。

3. 煮八宝粥放入适量枸杞,和胃补肾,滋肝活血,老年人最宜。

4. 炖肉时,出锅前 10 分钟放入枸杞 60 粒,身瘦体弱者,食之最宜。

5. 枸杞在做菜、煲汤时均可适量使用,有食补之功。

参 考 文 献

Mark H Beers. 2011. 默克诊疗手册[M]. 第17版. 薛纯良译. 北京:人民卫生出版社.

王冰. 2008. 黄帝内经[M]. 北京:中医古籍出版社.

王耀堂,闫燕秋. 2008. 养老奉亲书[M]. 北京:新世界出版社.

朱文锋. 2005. 中医诊断学[M]. 北京:人民卫生出版社.

竹剑平. 2006. 金匮钩玄[M]. 北京:人民卫生出版社.

刘彬. 2008. 伤寒杂病论[M]. 北京:中医古籍出版社.

孙思邈. 2011. 备急千金要方[M]. 北京:中国医药科技出版社.

张仲景. 2005. 伤寒论[M]. 北京:人民军医出版社.

张仲景. 2005. 金匮要略[M]. 北京:人民卫生出版社.

张安玲,徐胤聪. 2009. 中医基础理论[M]. 上海:同济大学出版社.

张锡纯. 2009. 医学衷中参西录[M]. 太原:山西科学技术出版社.

陆再英,钟南山. 2008. 内科学[M]. 第7版. 北京:人民卫生出版社.

陈灏珠. 2005. 实用内科学[M]. 第12版. 北京:人民卫生出版社.

钱超尘. 2011. 食疗本草[M]. 北京:中华书局.

黄兆胜. 2007. 中药学[M]. 北京:人民卫生出版社.

曹庭栋. 2013. 老老恒言[M]. 北京:科技文献出版社.

附表　常见食品的性味及食疗功效

食性	品名	性	味	主要食疗功效
温	韭菜	温	辛	温中行气、活血、补虚益阳,可治阳痿
	芥菜	温	辛	益肺利气、消痰和胃,辅治寒性咳嗽、痰多色白之症
	葱	温	辛	祛风、发汗、解毒、消肿,可治风寒感冒、面目水肿
	胡葱	温	辛	温中下气,可治水肿
	大蒜	温	辛	杀虫、解毒、消积、健胃、降低胆固醇、降血压、降血糖
	生姜	温	辛	具有散寒发汗、温胃止吐、杀菌镇痛、抗炎之功效
	大头菜	温	辛、甘、苦	温脾胃、开胃下气、利湿解毒,治食积不化寒积腹痛
	魔芋	温	辛	化痰解结、防止便秘,为肠道清道夫,可防肠癌、降血压
	芦笋	微温	苦、甘	俗称龙须菜,健脾益气、滋阴润燥、生津解渴、抗癌解毒
	南瓜	温	甘	补中益气、解毒杀虫、防治糖尿病、通便
	金瓜	温	辛、甘、微酸	补中益气、利湿健脾、润肺、消食、清火、减肥
	刀豆	温	甘	温中下气、益肾补元
热	辣椒	大热	辛	温中除湿去寒、开胃消食、发汗、抗癌、杀虫
寒	莴苣	寒凉	甘、苦	清热凉血、利尿、通乳
	慈菇	寒	甘、苦	行血通淋、润肺止咳、消暑解毒,对肺结核、尿路感染有一定疗效
	竹笋	寒	甘	消食化痰、透疹解毒、利尿、防止便秘、减肥
	茭白	寒	甘	解热毒、通利二便、清热止痢
	藕	寒	甘	消瘀清热、止血健胃
	番茄	寒	甘、酸	生津止渴、健胃消食、清热解毒、止血降压、利尿
	苦瓜	寒	苦	养血滋肝和脾补肾、清热祛暑、明目、降血糖,可治糖尿病
	莼菜	寒	甘	清热解毒、止呕
	地耳	寒	甘	解热明目利肠道,可治目赤、夜盲、大便干结

(续　表)

食性	品名	性	味	主要食疗功效
凉	水芹	凉	甘	清热利水、化痰下气
	旱芹	凉	甘、苦	平肝清热、治高血压、祛风利湿、降血压
	菠菜	凉	甘	养血止血、通利肠胃、止渴润燥、治便血
	苋菜	凉	甘	清热解毒、收敛止血、抗菌消炎、治急性肠炎、咽喉炎
	油菜	凉	辛	活血祛瘀、消肿散结
	马兰头	凉	辛	清热、凉血、利湿解毒、治咽喉炎、扁桃体炎、高血压、眼底出血
	萝卜	凉	甘、辛	通气行气、健胃消食、止咳化痰、减肥
	茄子	凉	甘	活血散瘀、清热、消肿止痛、祛风通络、降胆固醇
	黄瓜	凉	甘	清热利水、除湿、滑肠,可治咽喉肿痛、目赤、美容
	冬瓜	凉、微寒	甘、淡	润肺、消痰、清热解毒、利尿、止咳、除暑,可治水肿
	丝瓜	凉	甘	清热化痰、凉血解毒、通络利尿、下乳
	蘑菇	凉	甘	健脾开胃、理气化痰,可治高血压、高血脂、糖尿病、抗癌
	塌棵菜	凉	甘	解热和胃、通便,可治痛肿、便秘
	绿豆芽	凉	甘	清热利水通便
	枸杞菜	凉	甘、苦	清热补虚、养肝明目、可用于视力减退、夜盲
平	青菜	平	甘	清热解烦、通利肠胃,治便秘、热咳
	黄芽菜	平、微寒	甘	养胃消食,有抗癌作用
	芥菜	平	甘	和脾利水止血、明目、降压,可治水肿、高血压
	卷心菜	平	甘	补肾强骨、填髓健脑、止胃痛、促进溃疡愈合
	莴苣	平	辛、甘	补脾助消化、清热养心、消痰、通便
	草头	平	苦	清热利湿、舒筋活络、利大小肠,治尿路结石
	洋葱	平	辛	清热化痰、解毒杀虫、降低胆固醇、防止动脉硬化
	黄花菜	平、微凉	甘	养血平肝、利湿清热、利尿消肿、镇静安眠
	芋头	平	甘、辛	散结,治无名肿毒、烧烫伤
	山药	平	甘	补中益气,治消渴、健身延年
	百合	平	甘、微苦	润肺止咳、清心安神,治肺痨久咳、脚气水肿
	胡萝卜	平	甘	降压、强心、抗炎、抗过敏,预防肺癌
	马铃薯	平	甘	和胃调中、健脾益气,可治胃病、习惯性便秘

（续　表）

食性	品名	性	味	主要食疗功效
平	北瓜	平	甘、微苦	治肺阴不足、喘咳,对慢性支气管炎哮喘有一定疗效
	香菇	平	甘	益胃气、托痘疹,防治癌症
	黑木耳	平	甘	补气益智生血,可治贫血、肢体麻木、减低血液凝块、抗癌
	扁豆	平	甘	健脾和胃、消暑化湿,治脾虚食少
	豌豆	平	甘	和中下气、利小便
	豇豆	平	甘	健脾益气,治腮腺炎
	花菜	平、微凉	甘	清热健脾、养胃、抗癌
	生菜	平	甘	清热解毒利湿,治痔疮
	毛豆	平	甘	健脾宽中、润燥消水
	黄豆芽	平凉	甘	清热利湿、润燥消肿、养胃健脑
	云豆	平	甘、淡	滋阴、利尿消肿
	豆腐皮	平	甘、淡	清热止咳养胃
	豆豉	平	甘、微苦	发汗解表,治急性胃炎
	竹荪	平	甘	补气止痛、可减少腹壁脂肪地储积而减肥
	平菇	平	甘	散寒舒筋活络、降血压、降胆固醇
	金针菇	平	甘	防治肝病、促进记忆、降低胆固醇
	草菇	平	甘	散寒、舒筋活络,治腰酸腿软、肢体麻木、降血压
	猴头菇	平	甘	利五脏、助消化,治胃溃疡、十二指肠溃疡